Priv.-Doz. Dr. med. habil. Norbert Braun

Gesundheitsratgeber Chronische Niereninsuffizienz

Früh erkennen, wirksam behandeln,
Organversagen verhindern

Für mehr ganzheitliche Lebensqualität

humboldt

VORWORT

Liebe Leserin, lieber Leser,

es gibt große Organe in unserem Körper, die Haut zum Beispiel oder die Leber. Es gibt kleine Organe, wie beispielsweise die Zirbeldrüse. Es gibt Organe, die häufig in den Medien sind, wie unser Herz oder das Gehirn. Und andere Organe werden fleißig in Fitnessmagazinen (die Muskeln) und Diätratgebern (Geschmacksnerven, Magen und Darm) beworben. Doch keines ist so komplex und gleichzeitig so in unserer Wahrnehmung vernachlässigt wie die Nieren! Erst wenn die Nieren einmal in ihrer Funktion schwächeln oder ganz aufgeben, erfahren wir plötzlich, wie sehr wir von diesem paarigen Organ rechts und links der Wirbelsäule abhängig sind.

Etwa zehn Prozent der Menschen in Westeuropa leiden an einer chronischen Nierenerkrankung, deutschlandweit sind mindestens fünf Millionen betroffen. Eine fortschreitende Funktionsstörung bleibt oft lange Zeit unbemerkt, jedoch stellt bereits eine nur geringgradig eingeschränkte Nierenfunktion einen Risikofaktor für weitere Erkrankungen beispielsweise des Herzkreislaufsystems dar. Nur mithilfe einer Dialyse oder einer Nierentransplantation kann der Mensch überleben, wenn die Nierenfunktion völlig versagt.

Dieser Ratgeber unterstützt Sie dabei, die Bedeutung der Nieren zu verstehen sowie Ursachen und Symptome einer Nierenschwäche – der Niereninsuffizienz – frühzeitig zu erkennen, um so bestmöglich alle Therapien zu nutzen, die Nierenfunktion möglichst lange zu stabilisieren.

Die Fülle der Aufgaben unserer Nieren zeugt von ihrer Bedeutung für die Allgemeingesundheit, für Vitalität und Leistungsfähigkeit. Anders herum gehören Abgeschlagenheit, Schlafstörungen, Energieverlust oder auch chronischer Juckreiz zum Beschwerdebild einer Nierenschwäche. Versuchen Sie nicht, auf eigene Faust mit solchen Beschwerden fertigzuwerden, sondern lassen Sie sich professionell beraten, was in Ihrem individuellen Fall dahintersteckt. Nur in zehn Prozent aller Fälle findet sich heute keine Ursache für den Funktionsverlust der Nieren. Die meisten Probleme lassen sich gut behandeln, schwerwiegende Funktionseinschränkungen oft zumindest verzögern.

Über den Lebensstil ergeben sich weitere Chancen zur Unterstützung der Nieren sowie zur Verbesserung der Lebensqualität. Einige praktische Ideen finden Sie in Kapitel 3. Kann trotz aller moderner Behandlungsmaßnahmen und optimaler Vorsorge ein endgültiges Nierenversagen nicht verhindert werden, sind verschiedene Nierenersatzverfahren zu unterscheiden. In Kapitel 4 und 5 finden Sie den aktuellen Wissensstand, zu welchem Zeitpunkt diese sinnvoll sein können.

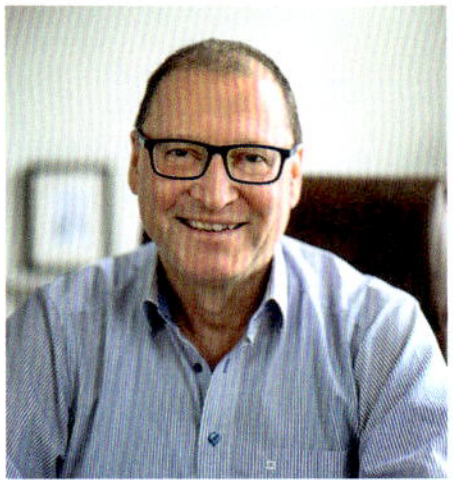

Ich habe die in der Praxis auftretenden wichtigsten Fragen und Antworten für Sie zusammengestellt und wünsche Ihnen, liebe Leserinnen und Leser, eine spannende, aufklärende und motivierende Lektüre über die faszinierende Welt der Nierengesundheit.

Ihr

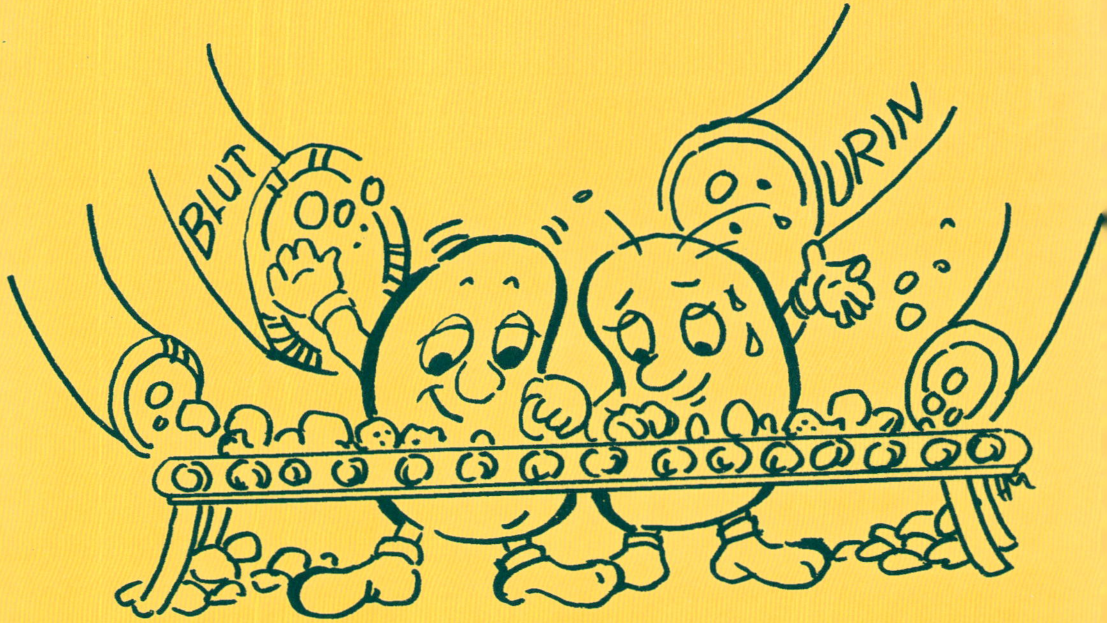
BLUT
URIN

DAS LEISTEN UNSERE NIEREN

Unsere Nieren sind mehr als ein Filter, der Urin produziert, sie sind an vielen Vorgängen im Körper beteiligt. Genauso vielfältig sind jedoch auch mögliche Krankheitserscheinungen, wenn die Nieren versagen. Die Nierenfunktion nimmt im Lebensverlauf ab: Mindestens fünf Millionen Menschen in Deutschland sind von einer chronischen Nierenerkrankung, Nephropathie genannt, betroffen – rechnet man die Dunkelziffer mit ein, sind es deutlich mehr. Ungefähr 100.000 Patientinnen und Patienten benötigen regelmäßig eine künstliche Blutwäsche (Dialyse), um ihr Leben zu erhalten, denn die Aufgaben der Nieren für den Organismus sind komplex. Alleine, um unser Blut buchstäblich zu waschen, pumpt der Körper jede Minute circa 20 Prozent des Blutes – das entspricht etwa 1,2 Litern – durch beide Nieren.

Holger S., 58 Jahre

„Ich arbeitete seit über 20 Jahren im Maschinenbau und gehe regelmäßig zu den arbeitsmedizinischen Untersuchungen. Dort wurde vor circa zehn Jahren Bluthochdruck festgestellt. Die Medikamente dafür bekam ich von meinem Hausarzt, sie haben jedoch den Blutdruck nicht wirklich gesenkt: Der erste Wert ging meist bis 180, der zweite bis 105 mmHg. Nur leicht erhöhte Wert mit etwa 140/80 habe ich leider nie erreicht. Blut- oder Urinuntersuchungen wurden bei mir nie gemacht. Bei der letzten betriebsärztlichen Untersuchung waren die Blutergebnisse dann so schlecht, dass ich sofort ins Krankenhaus geschickt wurde. Rückblickend war mir schon aufgefallen, dass ich bei der Arbeit mehr Pausen brauchte und auch oft weniger Luft bekam, aber ich habe das auf mein Alter geschoben. Im Krankenhaus wurde mir gesagt, ich habe Schrumpfnieren und man müsse sofort mit der Dialyse beginnen. Seither muss ich dreimal wöchentlich zur Blutwäsche. Ich würde gerne wieder voll arbeiten gehen, aber das ist jetzt nicht mehr möglich."

Nieren filtern unser Blut

Die Nieren sind rotbräunliche, bohnenförmige Organe von 10 bis 12 cm Länge, die sich rechts und links der Wirbelsäule knapp unterhalb des Zwerchfells befinden. An deren oberen Ende sitzt die aprikosengroße Nebenniere als Kappe auf. Die Aufgabe unserer Nieren ist es, das Blut zu „waschen". Dazu pumpt der Körper jede Minute circa 20 Prozent unseres Blutes durch beide Nieren.

Die Nierenkelche, in denen fertiger Urin enthalten ist, vereinigen sich zum Nierenbecken, aus dem der Harnleiter entspringt und entlang der Wirbelsäule bis zur Harnblase verläuft. Hier kann der Urin über Stunden gesammelt werden – ohne Blase müssten wir dauernd zur Toilette!

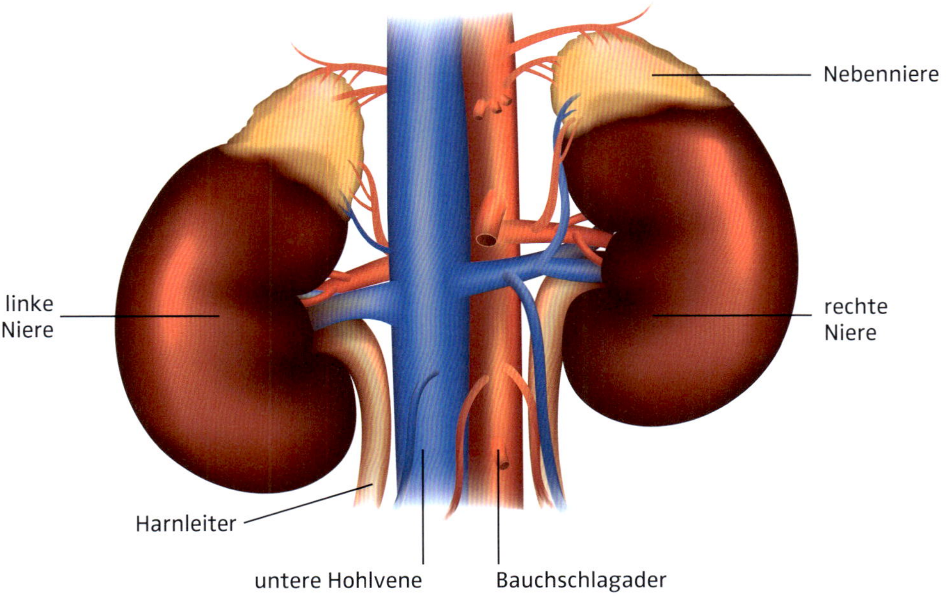

Die Nieren werden durch eine Nierenarterie aus der Bauchschlagader (Aorta) mit Blut versorgt. Innerhalb der Nieren verzweigt sich diese Arterie in viele kleine, bogenförmige Arterien, die jeweils bis in die Nierenrinde ziehen, wo sich die Nierenfilter befinden. Von dort fließt das gereinigte Blut wieder über die Nierenvenen und die Hohlvene zurück in den Körper.

Anatomie der Nieren

In der Nierenrinde befinden sich rund eine Million Filtereinheiten, die Nephrone. Das Blut gelangt über feinste Gefäße in ein Gefäßknäuel aus Kapillaren, auch Nierenknäulchen oder Glomerulus (siehe Glossar) genannt. Bestimmte Zellen fungieren dabei wie ein Filter: Flüssigkeit, Blutgifte, kleine Moleküle und Salze werden hier täglich in den Primärharn (Vorharn) filtriert.

Durch rund eine Million Filtereinheiten (Nephrone) werden täglich bis zu 180 Liter Primärharn in den Nieren filtriert.

Die Gefäßknäuel liegen einer löchrigen Filtermembran auf, durch die Blutkörperchen und größere Substanzen wie das Blut-

Nephrone, die Filterkörperchen, stellen die kleinste funktionelle Einheit der Nieren dar. Feinste Blutgefäße transportieren das Blut in ein Gefäßknäuel aus Kapillaren, auch Glomerulus genannt.

eiweiß Albumin zurückgehalten werden. Damit die komplizierte, mikroskopisch kleine Struktur dieses Filtersystems ein Leben lang aufrechterhalten werden kann, muss es ausreichend mit Nährstoffen versorgt werden.

Die filtrierte Flüssigkeit und die darin enthaltenen kleinen Substanzen und Salze finden über ein komplex verschlungenes Röhrensystem mit zahlreichen Nierenkanälchen, in der Medizin Tubulussystem genannt, ihren Weg: Pro Tag werden so aus insgesamt 1800 Litern zirkulierendem Blut circa 120 bis 180 Liter Primärharn filtriert. Da dieser überwiegend aus Wasser und Elektrolyten besteht, wird er in den Nieren auf ein Volumen von rund 1,5 bis 1,8 Litern konzentriert – damit entsteht der Harn, den wir ausscheiden.

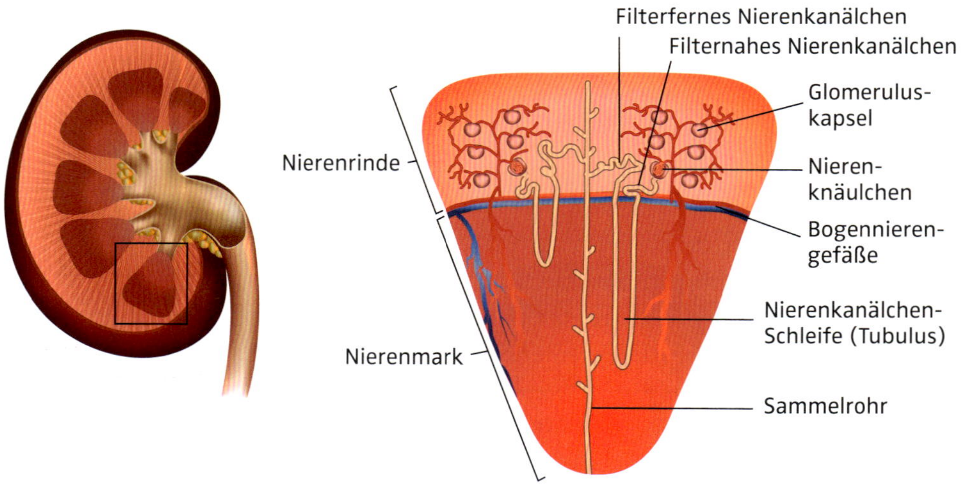

Nieren sind Recyclingspezialistinnen

Heute gehen wir davon aus, dass sich das Tubulussystem aus der Notwendigkeit heraus entwickelte, dass sich zum Aufbau des Körperskeletts die Mineralien Kalzium und Phosphat in höherer Konzentration im Körper anreichern müssen. Sie bilden die Grundsubstanz unserer Knochen.

Tatsächlich macht die Fähigkeit der Nieren, aus dem filtrierten Primärharn wichtige Substanzen wieder aktiv in den Körper zurückzuholen, das Organ zu einer wahren Recyclingspezialistin. Um diese Aufgabe autonom zu erfüllen, verlaufen Nierenknäulchen als Tubulussystem zum Nierenmark und wieder zurück, um danach in das Sammelrohr einzumünden.

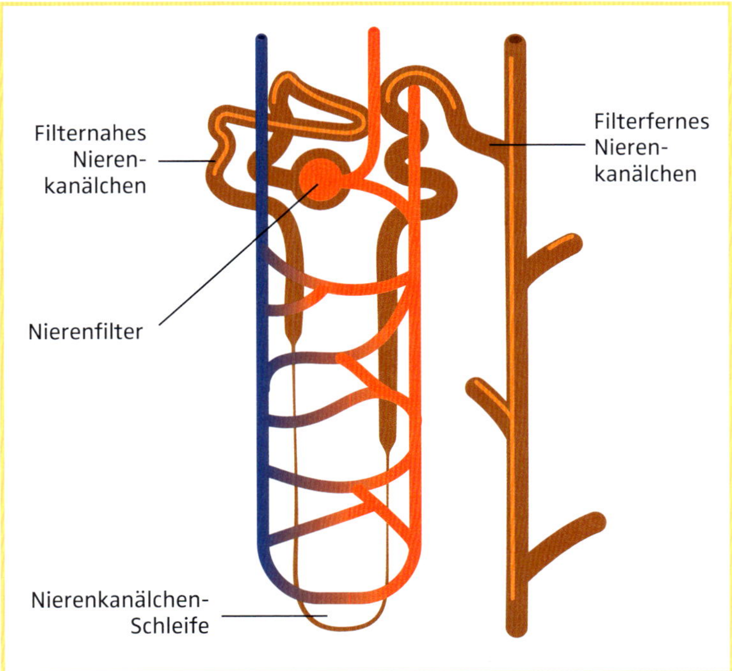

Das Tubulussystem stellt sicher, dass sich Kalzium und Phosphat in höherer Konzentration im Körper anreichern können. Außerdem sorgt es dafür, dass viele wertvolle Substanzen aus dem Urin wieder zurückgewonnen werden.

Der Rücktransport von im Wesentlichen Elektrolyten wie Natrium, Kalium, Kalzium, Phosphat, Bikarbonat sowie Zuckermolekülen und Aminosäuren ins Blut verbraucht allerdings sehr viel Energie und Sauerstoff. Misst man diesen Energieaufwand, stellt sich heraus, dass hier die höchste Sauerstoffausschöpfung im gesamten Körper stattfindet. Und genau hierüber erklärt sich, weshalb die Nieren so empfindlich auf Störungen reagieren.

Um es noch besser zu verstehen, passt das Bild eines Recyclinghofes als Vergleich: Hier werden aus dem Haushaltsmüll wertvolle Stoffe wieder in den Wertstoffkreislauf zurückgeführt. Ähnlich verhält es sich mit dem filtrierten Wasser, den Blutsalzen, Zuckermolekülen und Aminosäuren: Die Zellen entlang des verschlungenen Röhrensystems fischen fleißig alle für den Körper nützlichen Substanzen aus dem Primärharn heraus. Am Schluss dieses Prozesses verbleiben zur Ausscheidung mit dem Tagesurin nur Blutgifte, überschüssige Säuren und Wasser sowie einige Salze.

In den Zellen unseres Körpers und um diese herum ist das Gleichgewicht salzhaltiger Flüssigkeiten fein justiert.

Spezialisierte Zellen in der Region, wo der Tubulus wieder zum Nierenknäulchen zurückkehrt, messen fortlaufend die Konzentration von Natrium und Chlorid im konzentrierten Harn. Ist der Urin zu hoch konzentriert, wird ein Botenstoff freigesetzt, in diesem Fall das Hormon Adenosin. Hierdurch wird der Blutfluss in den Nierenknäulchen reduziert, weniger Primärharn gebildet, und somit können mehr Elektrolyte aus dem langsamer fließenden Primärharn zurückresorbiert werden.

Ist jedoch der Harn zu dünn konzentriert, wird der Botenstoff Renin ausgeschüttet. Dieses Hormon führt zu einer Verengung der aus den Nierenknäulchen abfließenden Arteriolen. Der daraus resultierende erhöhte Druck führt zu einer gesteigerten Filtration und damit zu mehr konzentriertem Primärharn. Dieser auch als tubuloglomerulärer Rückkopplungsmechanismus bezeichnete Vorgang hält die Produktion des Primärharns weitgehend unabhängig vom Körperblutdruck und schützt die Nieren vor Blutdruckschwankungen.

Nieren regulieren den Säure-Basen-Haushalt

Ordnungsgemäße Abläufe in unserem Organismus sind abhängig von einem bestimmten Milieu, das über den pH-Wert beschrieben wird. Im Blut liegt der pH-Wert idealerweise zwischen 7,37 und 7,43, er ist damit leicht alkalisch. Für einen ausgeglichenen Säure-Basen-Haushalt verfügt unser Körper über ein intelligentes Puffersystem. Der wichtigste Puffer ist der Bikarbonatpuffer des Blutes.

In einem übersäuerten Stoffwechsel, z. B. beim Sport, durch die Aufnahme eiweißhaltiger Nahrungsmittel oder bei Sauerstoffmangel, entstehen vermehrt Wasserstoffprotonen (H+), die mit dem Harn ausgeschieden werden. Zur Abpufferung halten die Nieren filtriertes Bikarbonat (HCO_3) im Tubulussystem zurück. Umgekehrt kann auch ein Überschuss an Bikarbonat von den Nieren in den Harn aktiv ausgeschieden werden.

Da die Nieren maßgeblich zu einem konstanten pH-Wert beitragen, können nierenkranke Menschen eine gefährliche Übersäuerung des Blutes erleiden (Azidose) – eine lebensbedrohliche Situation, die medikamentös oder durch Dialyse (siehe Seite 99) behandelt werden muss.

Nieren regulieren den Blutdruck

Der Blutdruck ist der Druck in einem Blutgefäßabschnitt, mit der das Blut voran bewegt wird. Der Blutdruck ist dabei vom Herzzeitvolumen (die Menge Blut, die das Herz in einer bestimmten Zeit auswirft) und vom Widerstand im Gefäß abhängig. Wir unterscheiden einen Spitzenblutdruck, den sogenannten systolischen Blutdruck (SYS), und einen Basisblutdruck oder diastolischen Blutdruck (DIA) – jeweils gemessen in Millimeter Quecksilbersäule (mmHg).

Nicht das Herz, sondern die Nieren regeln den Blutdruck.

Es gibt auch einen gemittelten Blutdruck aus diesen beiden Werten, der mittlere arterielle Blutdruck (MAD), der nach einer bestimmten Formel berechnet und ebenfalls in mmHg angegeben wird. Der MAD gibt an, mit welchem Druck ein Körperorgan durchblutet wird. Jedes Körperorgan benötigt einen minimalen MAD, um genügend Sauerstoff zu erhalten und zu funktionieren.

Wie hoch die Belastung des Gefäßsystems ist, und ob daraus womöglich Organschäden resultieren, lässt sich außerdem mithilfe des Pulsdrucks abschätzen. Dieser Druck errechnet sich aus der Differenz zwischen systolischem (Spitzendruck) und diastolischem Blutdruck (Basisdruck).

Mittlerer arterieller Blutdruck (MAD) (in mmHg)
MAD = zwei Drittel DIA + ein Drittel SYS

Pulsdruck (PD) (in mmHg)
PD = SYS - DIA
(DIA = diastolischer Blutdruck, SYS = systolischer Blutdruck)

Der optimale Blutdruck wird von den Anforderungen des jeweiligen Organismus an den Stoff- und Sauerstofftransport bestimmt. Ein Vergleich: Giraffen haben aufgrund ihres langen Halses einen Blutdruck in Herznähe von 280/180 mmHg. Vögel weisen mit Spitzendrücken von über 300 mmHg bei Langstreckenflügen unter allen Wirbeltieren die höchsten Werte auf. Fische, Schildkröten und Krabben benötigen dagegen nur sehr geringe Blutdrücke von 20 bis 50 mmHg, um ihre Muskulatur und Nerven zu versorgen.

Der Blutdruck muss sich an spontane Umwelteinflüsse anpassen und steigen, etwa wenn die Verdauungsorgane durch Nahrungsaufnahme vermehrt arbeiten müssen oder durch körperliche Anstrengung die Muskulatur vermehrt Sauerstoff benötigt.

Folgende Faktoren regulieren Blutdruck im Körper:

- Die Menge der zirkulierenden Flüssigkeit im Gefäßsystem: Findet sich wenig Flüssigkeit im Gefäßsystem, sinkt der Blutdruck. Steigt die Flüssigkeitsmenge, so steigt auch der Blutdruck.
- Der Durchmesser der Blutgefäße: Sind die Gefäße eng gestellt, so steigt der Blutdruck, wie etwa bei Kälte. Ist der Körper erwärmt, so weiten sich die Blutgefäße – der Blutdruck sinkt. Auch Hormone haben Einfluss. Beispiel: Das Stresshormon Adrenalin stellt die Blutgefäße eng und fördert eine Blutdrucksteigerung.
- Steigt die Blutmenge, die das Herz pumpen muss, bildet es den in den Herzvorhöfen ein bestimmtes Hormon, atriales natriuretrisches Peptid genannt, kurz ANP, BNP oder NT-pro BNP. Dieses fördert in den Nieren die vermehrte Ausscheidung von Kochsalz und Wasser.
- Auch das Gehirn ist beteiligt, indem es in der Hirnanhangsdrüse (Hypophyse) das mit ANP identische Hormon BNP produziert (engl. Brain natriuretic Peptide) und direkt in die Blutbahn ausschüttet. Kommt dieses Hormon in den Nieren an, sorgt es ebenfalls für eine vermehrte Wasserausscheidung.

Die entscheidende Rolle bei der Blutdruckregulation spielen also unsere Nieren. Dazu verfügen sie über ein eigenes Hormonsystem: das Renin-Angiotensin-Aldosteron-System, kurz RAAS. Hochspezialisierte Zellen messen permanent den Druck und die Durchblutung der Filtereinheiten der Nieren sowie den Kochsalzgehalt (Chloridkonzentration). Zudem stehen diese Zellen unter der Kontrolle des sympathischen Nervensystems – das sind die Nerven, die Organe aktivieren und bei Stress vermehrt Signale senden.

Unsere Nieren verfügen über ein eigenes Hormonsystem.

Kommt es nun zu einem Abfall der Durchblutung in den Filtereinheiten der Nieren, einem Abfall der Filtrationsleistung sowie der Chloridkonzentration im Primärharn, wird über das RAAS das Hormon Renin ausgeschüttet. Gleiches gilt bei stressbedingter Stimulation des sympathischen Nervensystems.

Das Nierenhormon bewirkt ein Engerstellen der Blutgefäße und sorgt so für einen Blutdruckanstieg. Außerdem kommt es vermehrt zur Rückresorption von Kochsalz und Wasser, was ebenfalls den Blutdruck steigert. Halten wir fest: Mithilfe der Nieren kann unser Organismus den Blutdruck wie auch den Wasser- und Salzhaushalt regulieren.

Die Nieren sichern den Sauerstofftransport im Körper.

Wichtige Kontrollfunktion: Blutversorgung für das Gehirn
Bei einer Gefährdung der Sauerstoffversorgung des Gehirns durch eine Verkalkung der hirnzuführenden Blutgefäße steigern die Nieren den Blutdruck, um die Hirndurchblutung zu sichern. Zu diesem Zweck existieren Drucksensoren an der Halsschlagader, die über das sympathische Nervensystem Impulse an die entsprechenden Zellen in den Nieren senden, um das blutdrucksteigernde Hormon Renin auszuschütten.

Nieren produzieren ein Hormon

Die Versorgung unserer Organe mit Sauerstoff übernehmen die roten Blutkörperchen (Erythrozyten), die wiederum im Knochenmark gebildet werden. Lange Zeit war in der Wissenschaft unklar, woher das Knochenmark eigentlich weiß, wie viele Erythrozyten für eine ausreichende Sauerstoffversorgung gebildet werden müssen.

Erst als es möglich wurde, Menschen mit Nierenversagen durch eine künstliche Niere beziehungsweise Dialyse (siehe Seite 99) am Leben zu erhalten, stellte man fest, dass diese auch an einer schweren Blutarmut litten. Offensichtlich mussten die Nieren neben ihrer Entgiftungsfunktion noch andere Aufgaben für den Organismus haben.

Und tatsächlich fanden Forscher in den 1970er-Jahren im Urin das Hormon Erythropoetin, das größtenteils in den Nieren produziert wird – umgangssprachlich auch als EPO bezeichnet. Die Bildung von EPO findet in spezialisierten Zellen der Nieren statt. Von dort wird das Hormon über den Blutkreislauf zum Knochenmark transportiert, wo es die Bildung roter Blutkörperchen aus Vorläuferzellen stimuliert – beispielsweise bei Sauerstoffmangel.

Die Versorgung unserer Organe mit Sauerstoff übernehmen die roten Blutkörperchen (Erythrozyten), die wiederum im Knochenmark gebildet werden.

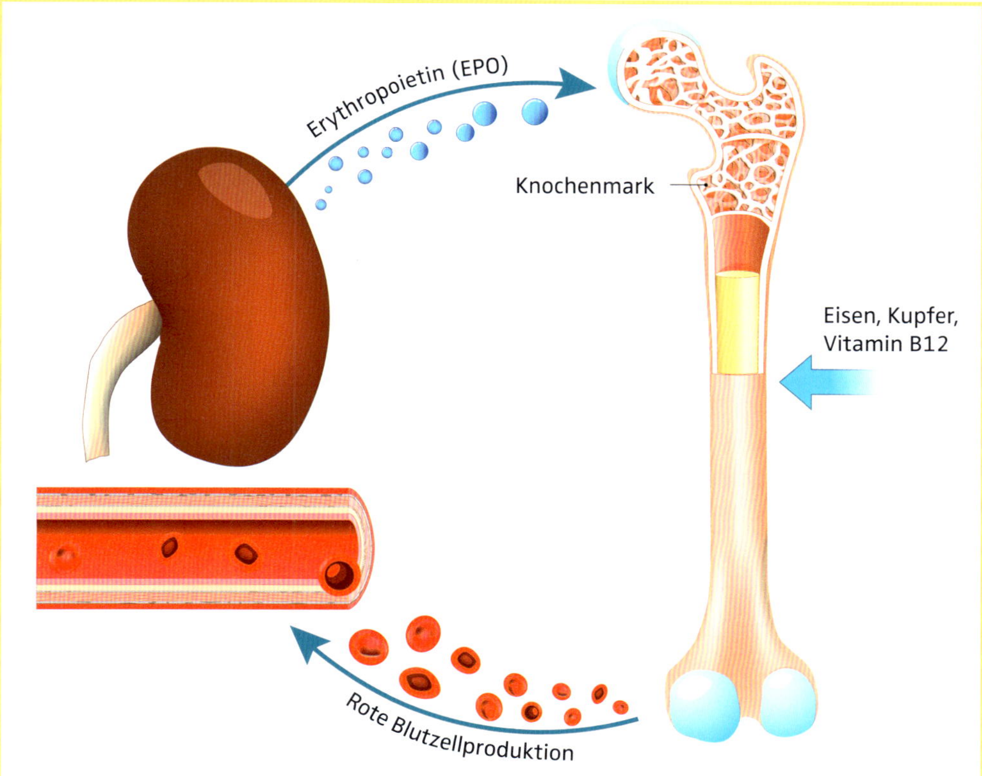

Ist die Nierenfunktion eingeschränkt oder der Patient auf eine Dialyse angewiesen, kommt es durch Fehlen von EPO zu Blutarmut (renale Anämie). Heute ist Erythropoetin das umsatzstärkste Medikament der Welt und kann vollsynthetisch hergestellt werden. Bekannt wurde es unter anderem auch durch die Verwendung von Sportlern zur Leistungssteigerung beziehungsweise durch den Missbrauch als Dopingmittel.

Nieren aktivieren Vitamin D

Die Nieren sorgen für stabile Knochen.

Wie schon im Abschnitt über die Rückgewinnung wichtiger Substanzen aus den Nieren beschrieben, benötigt der Körper ein stabiles Skelett, das im Wesentlichen aus Kalzium und Phosphat (Kalk) besteht. 60 Prozent des Kalziums werden im Normalfall passiv aus dem Primärharn ins Blut zurückresorbiert.

Damit die Knochenzellen genügende Baumaterialien erhalten, sorgen die Nieren für eine ausreichende Kalziumaufnahme. Dazu aktivieren sie im Körper vorhandenes inaktives Vitamin D in seine wirksame Form. Voll aktiviertes Vitamin D wird auch als 1,25-Dihydroxycholecalciferol (1,25-$(OH)_2$ Vitamin D) oder Calcitriol bezeichnet. Die Aktivierung erfolgt im Tubulussystem.

Da Kalzium nur in Verbindung mit Phosphat eine stabile Kalkstruktur bilden kann, regulieren die Nieren unter hormonellen Einflüssen auch die Menge des im Körperkreislauf zirkulierenden Phosphats, bei Überschuss wird es in den Harn ausgeschieden.

Bei stark beeinträchtigter Nierenfunktion ist die Vitamin-D-Aktivierung unzureichend – Calcitriol fehlt dann. Fällt die Kalziumkonzentration im Blut ab, kommt es innerhalb weniger Minuten zu einer vermehrten Freisetzung von Parathormon (PTH) aus der Nebenschilddrüse. Dadurch wird die Kalziumausscheidung in den Nieren gehemmt und die vermehrte Aktivierung von Vitamin D anregt.

Allerdings: Kommt es bei dauerhaft erniedrigten Kalziumspiegeln zu einer Überfunktion der Nebenschilddrüse (sekundärer Hyperparathyreoidismus), können eine Entkalkung des Knochens und Stabilitätsverlust folgen (Osteomalazie, renale Osteopathie).

Anders herum hemmt ein Anstieg des Kalziums im Blut die PTH-Ausschüttung aus der Nebenschilddrüse und fördert die Umwandlung von Vitamin D in seine inaktive Form, wobei die Nieren weniger Kalzium rückresorbieren. Auch der Darm nimmt kein Kalzium mehr auf.

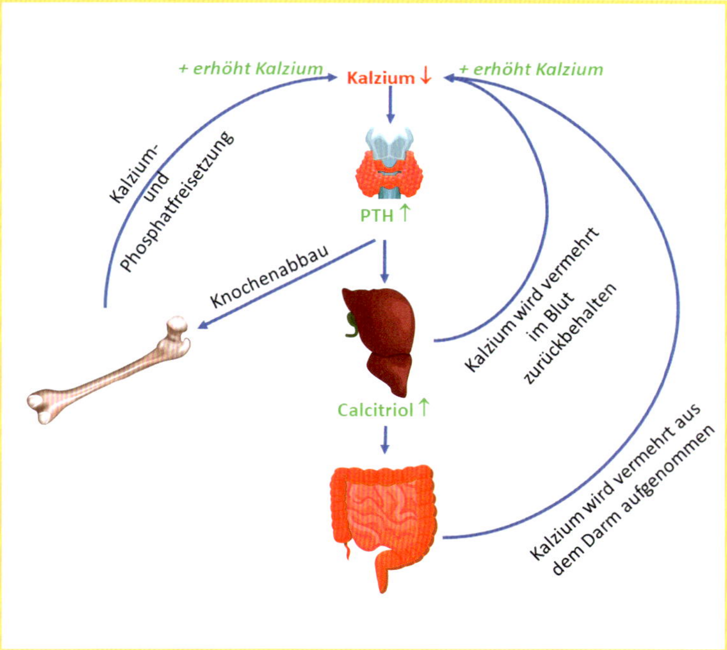

Die Nieren regeln zusammen mit der Nebenschilddrüse den Kalzium- und Phosphatgehalt im Körper. Dazu nutzen sie Vitamin D (Calcitriol), das in der Haut synthetisiert und/oder über die Nahrung aufgenommen wird.

Was die Nieren noch alles können

Fassen wir kurz zusammen: Die Nieren sind nicht nur ein einfacher Filter für Blutgifte, sondern

- sie regulieren den Flüssigkeitshaushalt und seine Zusammensetzung
- sie regulieren den Blutdruck
- sie recyceln wichtige Nährstoffe
- sie korrigieren Säuren und Basen
- sie stimulieren die Bildung von roten Blutzellen
- sie sorgen für ein stabiles Skelett

Neben diesen umfassenden Aufgaben können unsere Nieren schlussendlich auch noch Fehlfunktionen anderer Organe kompensieren.

Erhöhter Blutzucker Fällt die Produktion von Insulin (siehe Glossar) in der Bauchspeicheldrüse aus, kann es zu einer lebensbedrohlichen Blutzuckererhöhung im Körper kommen. In diesen Fällen scheiden die gesunden Nieren überschüssigen Blutzucker aus, wodurch der Blutzuckerspiegel nur bis zu einem Rücktransportmaximum filtrierter Blutglukose von 180 mg/dl ansteigen kann.

Herzmuskelschwäche Leidet das Herz an einer akuten Herzmuskelschwäche, z. B. bei einem Herzinfarkt, und kommt es dadurch zu einer Überdehnung des Herzes mit Blutflüssigkeit, reagieren die Nieren mit einer vermehrten Ausscheidung von Kochsalz und Wasser, um das Herz sofort zu entlasten. Betroffene Menschen verspürt dann neben Atemnot auch Harndrang und müssen zur Toilette. All das geschieht, ohne dass wir davon etwas mitbekommen.

All das geschieht, ohne dass wir davon etwas mitbekomme! Während sich andere Organe bei einer Krankheit sofort mit Schmerzen oder anderen Symptomen melden, sind viele Erkrankungen der Nieren schmerzlos und leise, denn zunächst können sie Ausfallerscheinungen lange kompensieren. Das macht es so gefährlich, denn wir spüren nicht, wenn die Nieren leiden. Probleme gibt es erst, wenn bereits ein Großteil der Nieren durch eine Krankheit zerstört ist. Und dann ist es meist zu spät, den kompletten Verlust der Nierenfunktion aufzuhalten.

Wie Krankheiten der Nieren frühzeitig zu entdecken sind und was wir dagegen tun können, davon handelt dieses Buch.

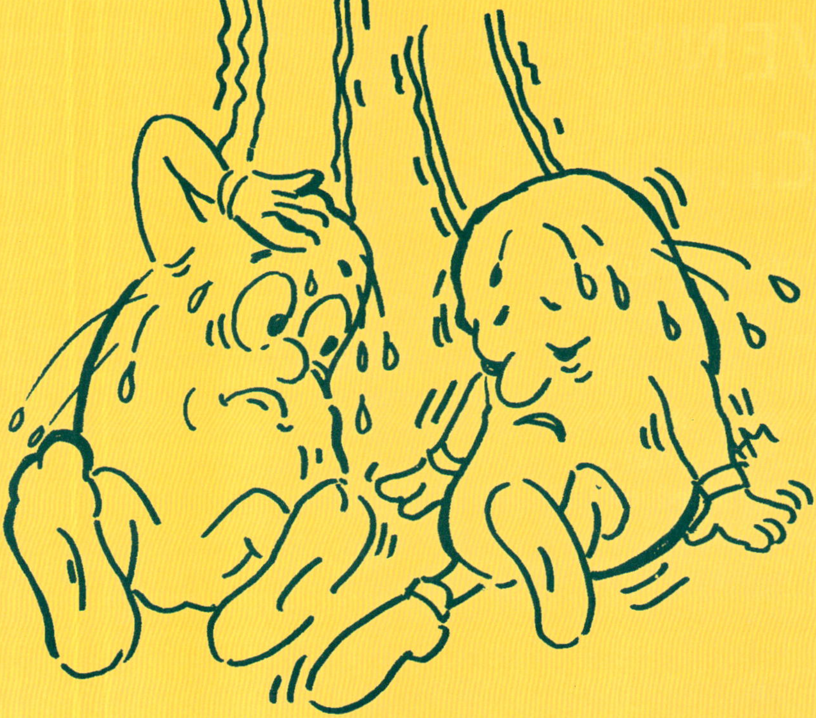

WENN DIE NIEREN SCHWÄCHELN

Ein Verschleiß der Nieren spielte vor rund 70 Jahren lange keine nennenswerte Rolle – wir wurden einfach nicht so alt! Heute ist ein mit 80, 90 oder sogar 100 Jahren reiches Leben in unserer Gesellschaft keine Seltenheit mehr. Damit kommt dem Schutz der Nieren, dem Wissen über Ursachen bei Nierenproblemen und typischen Warnhinweisen eine überragende Rolle zu. Da die meisten Nierenerkrankungen jedoch lange keine Symptome machen, erfordert die Prüfung der Nierenfunktion unterschiedliche Methoden: Sowohl Blut- als auch Urinuntersuchungen können etwas über den Gesundheitszustand der Nieren wie des gesamten Körpers aussagen. Hinzu kommen bildgebende Verfahren und je nach Situation eine Gewebeprobe, die Nierenbiopsie.

Corinna H., 31 Jahre
„Während meiner Schwangerschaft vor sieben Jahren stellte meine Frauenärztin Eiweiß im Urin fest. Dieses Eiweiß ging auch nach der Geburt meiner Tochter nicht mehr weg. Eine Nierenbiopsie brachte dann die Diagnose einer membranösen Glomerulonephritis. Das ist eine chronische Entzündung meiner Nierenkörperchen durch Ablagerungen von Immunkomplexen. Gespürt habe ich davon eigentlich nichts, aber mein Blutdruck war zu hoch und ich hatte immer etwas geschwollene Beine. Ich bekam von meiner Ärztin Medikamente, darunter auch Kortison und Ciclosporin – ein Wirkstoff, der die Reaktionen meines Immunsystems unterdrücken sollte. Damit ging es zunächst gut, aber ich nahm immer mehr an Gewicht zu. Auch der Blutdruck stieg wieder. Am Ende war es wohl eine Mittelohrentzündung, die ich erlitt, die das Aus für meine Nieren brachte. Nach einem weiteren Jahr entschied ich mich für eine Dialyse."

Überprüfung der Nierenfunktion

Die chronisch fortschreitende Funktionsstörung der Nieren bleibt, wie bei Corinna, oft sehr lange ohne Symptome oder wird zufällig bei einer Kontrolluntersuchung entdeckt. In vielen Fällen haben die Patientinnen und Patienten eine normale Urinproduktion – mitunter sogar bis zum dialysepflichtigen Endstadium. Es gibt unterschiedliche Möglichkeiten und Messmethoden, eine Erkrankung der Nierenfunktion frühzeitig zu entdecken.

Der Urin-Streifentest

Mit dem Urinstreifentest lassen sich viele Nierenerkrankungen frühzeitig feststellen.

Bereits im Altertum war Medizinern bekannt, dass sich durch eine Beurteilung des frisch gelassenen Urins wichtige Informationen über den Gesundheitszustand der Patientinnen und Patienten gewinnen lassen. So verfärbt eine Blutbeimengung den Urin rot bis braun, Eiweiße lassen den Harn bei Schütteln aufschäumen und der Urin von Blutzuckerkranken hat einen süßlichen Geruch. Diese als „Harnschau" bezeichnete Untersuchung ist eine der frühesten und wissenschaftlich belegten diagnostischen Verfahren und findet in abgewandelter Form noch heute ihre Anwendung.

So können bei Ihrer Hausärztin oder Ihrem Hausarzt anhand eines simplen Streifentests wichtige Erkrankungen wie Harnwegsinfektionen, Diabetes, Hochdruckschäden oder Störungen des Nierenfilters frühzeitig diagnostiziert werden. Diese Untersuchungen sind etablierte Verfahren der Früherkennung und werden durch die Krankenkassen unabhängig vom Alter der Patienten bezahlt.

Um eine verlässliche Aussage aus einer Urinprobe gewinnen zu können, ist es am besten, den zweiten Morgenurin zu untersuchen. Untersucht man den ersten Urin nach dem Aufstehen, so ist dieser Urin bereits mehrere Stunden in der Harnblase bei 37 °C gesammelt, weswegen sich einige Bestandteile bereits zersetzt haben.

Standardmäßig sollte ein Mittelstrahlurin gewonnen werden, was bedeutet, dass Patienten zunächst in die Toilette urinieren und zwischendurch den Urinbecher in den Harnstrahl halten, um eine Menge von etwa 50 Milliliter für die Untersuchung aufzufangen. Durch den Mittelstrahl soll verhindert werden, dass Schleimhautzellen und Hautbakterien aus der Harnröhrenöffnung, die keine Krankheitsbedeutung haben, versehentlich mituntersucht werden.

Trübungen weisen auf eine Fettbeimengung hin, wie sie gelegentlich in der Schwangerschaft auftritt, aber auch bei schweren Erkrankungen des Lymphsystems. Harnwegsinfektionen können einen beißenden, ammoniakähnlichen Geruch aus dem Urin verströmen.

Harmlosere Verfärbungen finden sich bei Einnahme von manchen Medikamenten, z. B. dem Antibiotikum Rifampicin (orange Urinfärbung), dem harntreibenden Mittel Triamteren oder manchmal auch nach einer Narkose mit Propofol, beispielsweise anlässlich einer Magenspiegelung (jeweils grüne Urinfärbung). Auch Nahrungsmittel wie Rote Bete können den Urin verändern.

Urinstreifentests können einen schnellen Überblick über die wichtigsten Stoffwechsel- und Nierenfunktionsstörungen, z. B. bei Harnwegsinfektion, Diabetes oder Nierenentzündung, geben.

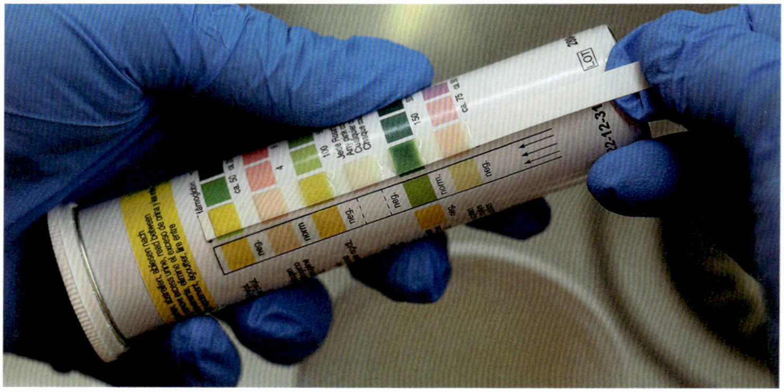

Urinstreifentest: Normwerte

PARAMETER	NORMWERTE (= NEGATIV)	MÖGLICHE PATHOLOGISCHE BEFUNDE (= POSITIV)
Erythrozyten (Hämoglobin/Myoglobin)	< 5/µl	bei Nieren-, Harnleiter- und Blasenerkrankungen; Vitamin C kann zu falsch niedrigen Werten führen
Leukozyten	< 10/µl	bei Harnwegsinfektion, allgemeinen Nierenentzündungen; hohe Eiweißausscheidung und hoher Urinzucker führen zu falsch negativen Ergebnissen
Glukose	< 30 mg/dl	bei Diabetes, tubulärer Nierenerkrankungen; Urinabgabe weniger als zwei Stunden nach zuckerreicher Nahrung führt zu falsch positiven Ergebnissen
Protein	< 10 mg/dl	bei Störungen des glomerulären Filters; positive Ergebnisse auch bei Blasenentzündungen oder hoher Urinkonzentration
Nitrit	Negativ	bei Harnwegsinfektionen

Der chemische Hämoglobinnachweis mit dem Teststreifen kann jedoch nicht zwischen freiem Hämoglobin, dem Hämoglobin in den roten Blutkörperchen (Erythrozyten) oder im Muskel befindlichem Myoglobin unterscheiden, weswegen je nach Situation weitere Tests erforderlich sind.

Finden sich Hämoglobin oder Leukozyten im Urinstreifentest, ist eine Untersuchung des Urins mit dem Mikroskop erforderlich.

Leukozyten finden sich im Urin allgemein bei Entzündungen, besonders häufig bei Harnwegsinfektionen. Für den Glukosewert gilt: Da die Nieren Glukose zurückhalten, sollte bei gesunden Menschen auch keine Glukose im Urin zu finden sein.

Ein Spur Eiweiß kann in bestimmten Situationen dagegen normal sein, wie z. B. nach starker körperlicher Anstrengung oder während einer Schwangerschaft. Höhere Mengen (wie auch im Fall von Corinna, Seite 26) müssen jedoch immer abgeklärt werden, da sie auf eine mögliche Störung der Filterfunktion der Nieren hinweisen können.

Eine Vielzahl im Harn vorkommender Bakterien verwandeln im Trinkwasser vorkommendes Nitrat zu Nitrit. Vor allem bei einer Harnwegsinfektion kann ein erster Morgenurin höhere Nitritwerte ergeben, da dann die Bakterien längere Zeit dem Urinnitrat ausgesetzt waren. Da ein Urinstreifentest nur bei gramnegativen Bakterien anschlägt, wozu die meisten Harnwegskeime zählen, können seltenere grampositive Bakterien und Pilze damit nicht erkannt werden.

Die Urin-Mikroskopie

Hierzu wird ein Urinsediment angefertigt: Die Urinprobe wird vorsichtig zentrifugiert, der Überstand verworfen und der Bodensatz auf einem Objektträger unter dem Phasenkontrastmikroskop untersucht. Auf diese Weise können die mit dem Urin ausgeschiedenen Zellen weiter differenziert und so herausgefunden werden, ob rote Blutkörperchen aus den Nieren oder womöglich dem ableitenden Harntrakt stammen. Auch welcher Art die weißen Blutkörperchen im Urin genau sind, kann bestimmt werden.

Bei spezialisierten Untersuchungen mittels Polarisationsmikroskops werden Harnkristalle analysiert, um Aufschlüsse über eine mögliche Nierensteinbildung zu erhalten.

Bestimmung der Nierenfunktion

Unter der Nierenfunktion wird in der Medizin in aller Regel die Clearance, das heißt die Entfernung einer bestimmten Substanz aus dem Blut sowie ihre Ausscheidung in den Urin verstanden. Diese Clearance wird dabei sowohl von der glomerulären Filtrationsfunktion als auch der Weiterverarbeitung im Röhrensystem der Nieren bestimmt. Der Einfachheit halber wird im klinischen Alltag die Clearance häufig mit der glomerulären Filtrationsrate gleichgesetzt, für Patientinnen und Patienten ist dieser Wert auf dem Laborausdruck als eGFR zu finden – die abgeschätzte (engl. estimated) glomeruläre Filtrationsrate basierend auf im Blut gemessenem Kreatinin.

Kreatinin ist ein Stoffwechselprodukt des Muskelstoffwechsels, und seine Konzentration im Blut ist bei normaler Muskelmasse und üblicher Alltagsbeweglichkeit recht konstant. Sie liegt zwischen 0,7 mg/dl (62 µmol/l) und 1,1 mg/dl (88 µmol/l), wobei Männer höhere Werte aufweisen als Frauen.

In höherem Alter, bei abnehmender Muskelmasse oder bettlägerigen Menschen mit wenig Muskelaktivität sinkt der Kreatininwert. Dadurch kommt es zu einer scheinbar besseren Nierenfunktion. Umgekehrt zeigen Menschen nach starker körperlicher Betätigung – etwa im Leistungssport oder bei regelmäßigem Muskeltraining im Fitnessstudio – höhere Kreatininkonzentrationen und eine scheinbar schlechtere Nierenfunktion.

In den letzten Jahren wurden verbesserte Formeln zur Abschätzung der glomerulären Filtrationsrate entwickelt.

Aus diesem Grund wurden in den letzten Jahren verbesserte Formeln zur Abschätzung der glomerulären Filtrationsrate entwickelt. Diese sollen Alter, Geschlecht und Ethnie berücksichtigen. Können auch einzelne Formeln niemals alle Bedingungen, die Einfluss auf die Nierenfunktion haben, einbeziehen, wird heute standardmäßig die sogenannte EPI-eGFR-Formel verwendet.

Die höchste Aussagekraft hat dabei ein Sammelurin über 24 Stunden. Zusätzlich wird das Kreatinin aus dem Blut bestimmt. Aufgrund dieser sensiblen Messungen kann die Kreatinin-Clearance bestimmt und bereits eine leichte Nierenfunktionsstörung frühzeitig erkannt werden. Auch viele Empfehlungen für Medikamente basieren auf der Bestimmung der Kreatinin-Clearance.

Die Filtrationsrate gibt Auskunft darüber, wie schnell harnpflichtige Substanzen ausgeschieden werden können.

Normwerte Kreatinin-Clearance
ältere Kinder und Jugendliche: > 90 ml/min*
Erwachsene
Männer: 97–137 ml/min*
Frauen: 88–128 ml/min*
*auf 1,73 m^2 Körperoberfläche bezogen

Auffällige Kreatinin-Werte

Die Kreatinin-Clearance kann bei verschiedenen Nierenerkrankungen auffällige Werte liefern und ist beispielsweise erhöht in folgenden Situationen:

- Frühphase von Diabetes, Hochdruckkrankheit und Adipositas
- Schwangerschaft

In folgenden Situationen ist die Kreatinin-Clearance dagegen erniedrigt:

- akute Nierenkrankheiten
- alle Nierenkrankheiten mit Nierenfunktionsverlust, z. B. in der Spätphase des Diabetes, chronische Nierenentzündungen und so weiter
- Harnabflussstörung, z. B. Prostataprobleme des Mannes
- Flüssigkeitsverlust

- Einnahme von bestimmten Medikamenten, z. B. bestimmte Schmerzmittel

Ein erstes und auch ernstes Anzeichen einer Störung des hochkomplexen Filterapparates der Nieren ist die fehlende Konzentrationsfähigkeit des Harns. Eine einfache Beurteilung eines zu dünnen Harns besteht darin, die Tagesmenge zu protokollieren und das Aussehen zu beurteilen: Ein unkonzentrierter Harn ist blassgelb oder farblos. In der Humanmedizin möchte man die Harndichte mit der Dichte des Blutwassers (Plasma) vergleichen, weshalb von ärztlicher Seite die Osmolalität herangezogen wird. Gemeint ist damit die Teilchenanzahl osmotisch aktiver Substanzen im Harn wie Salz oder Glukose.

Auffällige Eiweißwerte

Ebenfalls kann die Analyse von Eiweißen im Urin bereits im Vorfeld frühzeitig eine Störung anzeigen. Sie müssen es sich so vorstellen: Gesunde Nieren entfernen Abfallprodukte aus dem Blut, lassen aber das Protein im Blut zurück. Bei geschädigten Nieren funktioniert die Trennung von Abfallprodukten und den für den Organismus wichtigen Substanzen nicht mehr. Proteinurie bedeutet also, es ist Eiweiß im Urin, das da eigentlich nicht hingehört. Dies ist ein deutliches Zeichen für eine gestörte Nierenfunktion.

Erkennen hormoneller Störungen

Die Nieren sind auch an drei wichtigen hormonellen Regelkreisen in unserem Körper beteiligt:

- die Regulation des Blutdrucks mithilfe von Renin (siehe Seite 14),
- die Produktion von Erythropoetin (siehe Seite 33) zur Stimulation der Bildung roter Blutkörperchen im Knochenmark sowie
- die Aktivierung von Vitamin D (siehe Seite 20).

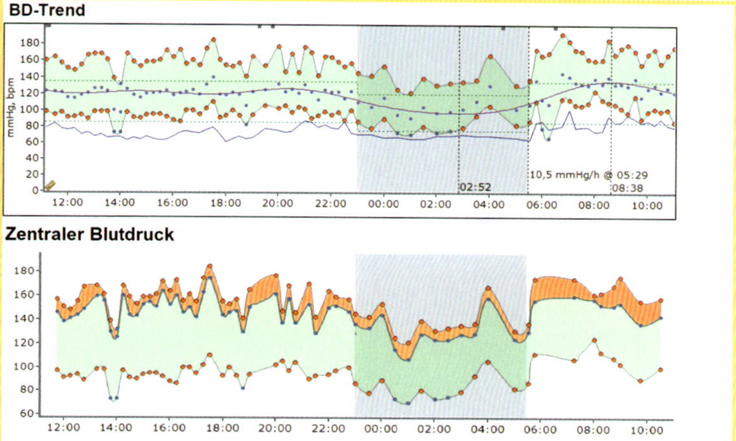

		Mittel	SD	Max (Zeit)	Min (Zeit)
Sys	[mmHg]	156	+/- 17	193 (06:46)	121 (01:01)
Dia	[mmHg]	93	+/- 12	124 (08:01)	66 (06:16)
HF	[bpm]	74	+/- 8	101 (07:03)	61 (18:01)
MAD	[mmHg]	118	+/- 13	146 (06:46)	90 (01:01)
PD	[mmHg]	63	+/- 12	104 (06:16)	37 (08:01)
BD-Last Sys: 99% BD-Last Dia: 89%		Nachtabsenkung Sys: 16% Nachtabsenkung Dia: 16%		Morning Surge: 41,7 mmHg RPP: 11555 bpm*mmHg	

24-Stunden-automatische Blutdruckmessung bei einem Patienten mit einer arteriellen Hypertonie Grad 1 und erhaltener Tag-Nacht-Absenkung. Im oberen Teil findet sich der periphere Blutdruck, im mittleren Teil der zentrale Blutdruck und im unteren Teil die statistische Auswertung mit systolischem (SYS), diastolischem (DIA), Herzfrequenz (HF), mittleren Blutdruck (MAD) und Pulsdruck (PD).

24-Stunden-Blutdruckmessung

Störungen der Blutdruckregulation lassen sich relativ einfach über die Messung des Blutdrucks erfassen. Tatsächlich zeigen viele Nierenerkrankungen, die in ihrer Frühphase keine nennenswerten Symptome hervorbringen, einen Anstieg des Blutdrucks.

Am besten ist die Erfassung über einen 24-Stunden-Blutdruck: Bei einem durch die Nieren verursachten Bluthochdruck bleibt die natürliche Druckabsenkung während des Schlafes aus.

Erythropoetinmangel

Auch eine Störung der Blutbildung durch mangelndes Erythropoetin lässt sich mit einem einfachen Blutbild nachweisen. Hier findet sich eine verringerte Menge an normal geformten und normal großen roten Blutkörperchen (Anämie). Eine solche durch die Nieren verursachte Blutbildungsstörung findet sich ab einer verminderten Filtrationsrate von circa 40 Millilitern pro Minute.

Störung des Knochenstoffwechsels

Die Nieren sind an wichtigen hormonellen Regelkreisen des Körpers beteiligt.

Für die Erkennung einer durch die Nieren verursachten Knochenstoffwechselstörung sind dann schon komplexere Untersuchungen erforderlich, darunter die Überprüfung des Säurebasengleichgewichts beziehungsweise die Bestimmung des pH-Werts im Blut. Weitere wichtige Messparameter: 1,25-$(OH)_2$ Vitamin D, Kalzium, Phosphat und Parathormon der Nebenschilddrüsen.

Bildgebende Verfahren

Stellt sich der Verdacht auf eine Nierenfunktionsstörung, so ist es sinnvoll, sich ein Bild von diesen beiden Organen im Körper zu machen. Mithilfe verschiedener Methoden können die Nieren in der Bildgebung dargestellt werden.

Scannen Sie einfach den QR-Code und schauen Sie sich an, wie die Nieren im Ultraschallbild aussehen.

Ultraschall

Der Ultraschall (Sonografie) ist die Methode der Wahl, um sich einen schnellen und sicheren Überblick über Lage und Form der Nieren, mögliche Abflussbehinderungen des Harns oder eventuelle Fremdkörper wie Nierensteine, Zysten und Tumoren zu verschaffen. Ergänzend kann mithilfe moderner Ultraschallgeräte mittels eines speziellen Berechnungsverfahrens der Blutfluss in den Nieren sichtbar gemacht und eine Durchblutungsstörung aufgespürt werden.

Eine Sonderform der Ultraschalldiagnostik ist der kontrastmittelunterstützte Ultraschall (CEUS). Mit diesem Verfahren wird in Echtzeit die Durchblutung bis auf die Ebene der feinsten Kapillaren dargestellt und auf Video protokolliert. Anwendung findet diese Untersuchungstechnik in der Diagnose von regionalen Durchblutungsstörungen sowie zur Beurteilung von Nierentumoren nach ihrer Gutartigkeit. Das Ultraschallkontrastmittel ist nicht nierenschädigend.

Da die Nieren zu den am besten durchbluteten Organen gehören, lassen sie sich als glatt berandete dunkelgraue Organe im Ultraschallbild unter Leber und Milz darstellen.

Computertomografie

In der Computertomografie (CT) lassen sich die Nieren scharf von der Umgebung abgrenzen und Schicht für Schicht durchmustern. Die Gabe eines nierengängigen Kontrastmittels erlaubt dabei die Beurteilung der Gefäßversorgung und der gleichmäßigen Durchblutung. Auch Nierensteine, Zysten und Raumforderungen durch gutartige wie bösartige Tumoren können so gut diagnostiziert werden. Nachteil ist eine mögliche Schädigung der Nieren durch das Röntgenkontrastmittel.

Magnetresonanztomografie

Die Magnetresonanztomografie (MRT) bringt kaum einen Mehrwert gegenüber der CT-Untersuchung, es sei denn, Patienten haben bereits eine eingeschränkte Nierenfunktion. Dann kann bis zu einer Filtrationsrate (eGFR) von 30 Millilitern pro Minute gefahrlos eine MRT-Untersuchung als Alternative angeboten werden. Das dabei angewandte Gadolinium ist besser nierenverträglich.

Dennoch vermeiden viele Radiologinnen und Radiologen bei höhergradiger Nierenfunktionseinschränkung die CT- oder MRT-Untersuchung mit Kontrastmittel, weshalb hier die erwähnte Kontrastmittelsonografie (CEUS) durch einen erfahrenen Untersucher die Methode der Wahl ist.

Die Nierenbiopsie

Die feingewebliche Untersuchung mittels Nierenbiopsie hilft, eine exakte Diagnose stellen zu können.

Manchmal kann man die Diagnose einer Nierenerkrankung trotz aller modernen Diagnoseverfahren nicht von außen stellen und eine Nierenbiopsie kommt zum Einsatz. Dabei wird mit einer feinen Nadel unter Ultraschall ein winziges Gewebsstück entfernt und durch den Pathologen untersucht.

Für die Nierenbiopsie liegt die Patientin oder der Patient auf dem Bauch. Die Nadel wird unter sterilen Bedingungen und nach lokaler Betäubung bis auf die Nierenkapsel – eine die Nieren schützende Bindegewebskapsel – gebracht, und dann dort mithilfe spezieller Instrumente blitzschnell vor- und zurückgeschoben. Mit der Nadel wird ein Gewebsstrang von gut einem bis zu knapp zwei Zentimetern Länge gewonnen.

Nach der Biopsie muss man für ungefähr einen Tag Bettruhe einhalten, damit die entstandene Wunde nicht nachblutet. Die Gewebeprobe wird speziell eingefärbt und unter dem Licht- und Elektronenmikroskop untersucht. Auf diese Weise lässt sich die genaue Ursache einer Nierenschädigung feststellen.

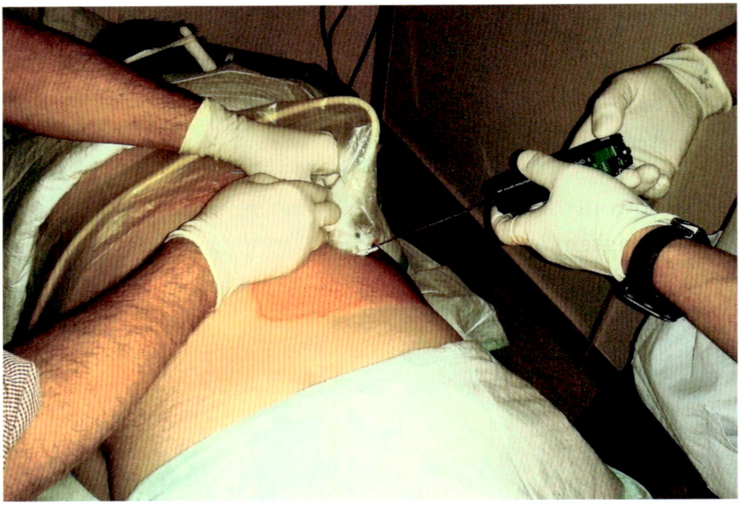

Bei der Nierenbiopsie liegt die Patientin oder der Patient auf dem Bauch, die Biopsienadel wird automatisch blitzschnell unter Ultraschallkontrolle in die Nieren geführt, um möglichst wenig Gewebe zu verletzen (Nierenbiopsie durch den Autor).

Einteilung von Nierenfunktionsstörungen

Nierenfunktionsstörungen haben unterschiedliche Gesichter. Allgemein erreicht die Nierenfunktion zwischen dem 20. und 30. Lebensjahr ihr Maximum und nimmt dann mit jedem Jahr ab. Hat also ein Mittdreißiger eine eGFR von 100 ml/min/1,73 m^2, so sinkt seine eGFR mit 65 Jahren auf unter 60, was bereits einer eingeschränkten Nierenfunktion im Vergleich zu Nierengesunden gleichkommt. Bei seinem 75. Geburtstag ist die Nierenfunktion nur noch halb so gut wie mit 25, immer vorausgesetzt, unser Mittdreißiger hatte im Verlauf keine schweren Erkrankungen oder gar eine Nierenschädigung.

Nierenschutz wird immer wichtiger

Dies beschreibt also den natürlichen Verlauf eines langsamen Verschleißes der Nieren mit dem Lebensalter. Solange die Lebenserwartung nur rund 70 Jahre betrug, spielte dieser Verschleiß keine nennenswerte Rolle. Heute, wo ein rüstiges Alter von 80 bis 90 Jahren in unserer Gesellschaft keine Seltenheit mehr ist, kommt dem Schutz der Nieren eine überragende Rolle zu, da ein Versagen der Nieren mit schweren Einschränkungen in der Lebensqualität und dem Überleben einhergeht.

Aus diesem Grund teilt man die Nierenfunktionsstörungen heute sowohl nach dem Verlust der eGFR als auch nach der Durchlässigkeit des glomerulären Filters für Eiweiß in verschiedene Grade ein, womit sowohl die Ärztin als auch der Patient einschätzen können, wie stark er im übrigen Leben eingeschränkt ist und wie die Prognose verläuft.

Wichtige Faktoren hinsichtlich Krankheitsschwere und Prognose: die Filtrationsrate und die Abklärung einer Proteinurie.

Die fünf Stadien

Die fortschreitende Entwicklung einer Nierenerkrankung und hinsichtlich der Risikoabschätzung für ein Nierenversagen erfolgt mittels einer Einteilung in vom internationalen Verband für globale Leitlinien Kidney Disease – Improving Global Outcomes (KDIGO) festgelegten fünf Stadien.

Die Nierenfunktion erreicht ihr Maximum zwischen dem zwanzigsten und dreißigsten Lebensjahr.

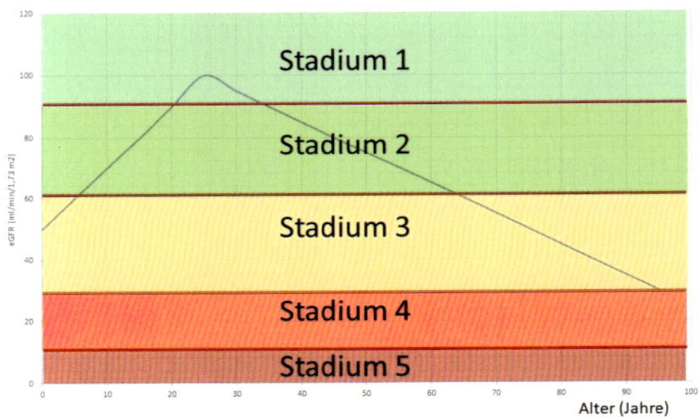

Stadium 1

Das erste Stadium bleibt häufig unentdeckt, doch steigt bereits der Blutfluss durch die Nieren. Aufgrund dieses auch als Hyperfiltration bezeichneten Zustandes sind die Nieren größer als normal gesunde Nieren. Die Filtrationsrate liegt bei einem eGFR von über 90. Durch die Hyperfiltration werden unter Umständen auch Spuren an Eiweiß (Albumin) in den Urin ausgeschieden.

Stadium 2

In Stadium 2 ist die Filtrationsrate der Nieren noch normal bis grenzwertig erniedrigt (eGFR 60–80 ml/min). Hier ackern die Nieren wie verrückt, um den Organismus von Abfallprodukten zu befreien, und es können geringe Mengen Albumin in den Urin sickern.

Stadium 3

Die Nierenfunktion ist nun so weit eingeschränkt, dass dies bereits auch die Blutwerte deutlich anzeigen. Außerdem findet sich Eiweiß im Urin, das auch im Urin-Teststreifen (siehe Seite 26) nachgewiesen werden kann. Die zunehmende Schädigung der Nierenknäulchen sorgt dafür, dass sich ein Bluthochdruck entwickeln wird.

Mit dem Abfall der Filtrationsrate unter 45 Milliliter pro Minute kommt es auch zu hormonellen Einschränkungen. Die Blutbildung klappt nicht mehr und der Knochenstoffwechsel führt zu schnellerer Osteoporose. Von hier ab besteht die Gefahr eines schnellen Versiegens der Nierenfunktion und damit zusammenhängend eine Dialysepflicht. Daher wird das Stadium 3 in die Stadien 3a (eGFR 45–59 ml/min) und 3b (eGFR 30–44 ml/min) unterteilt.

Stadium 4

Sie sind nicht mehr so leistungsfähig wie früher, schlafen häufig ein, können sich nicht mehr gut konzentrieren und kommen bei körperlicher Bewegung schnell aus der Puste? Das ist das Stadium 4, in dem nun auch die typischen Nierengifte Harnstoff und Harnsäure im Blut ansteigen.

Der Körper übersäuert. Die Blutarmut wird schlimmer und Knochenbrüche bei Bagatellverletzungen drohen. Die Filtrationsrate ist unter 30 Milliliter pro Minute gesunken, liegt aber noch oberhalb der Dialyseschwelle von 15 Millilitern pro Minute.

Stadium 5

Das letzte Stadium des Nierenversagens ist erreicht: Die glomeruläre Filtrationsrate sinkt auf weniger als 15 Milliliter pro Minute ab. Es gilt zu entscheiden, welche Dialyseform geeignet ist und entsprechende Vorkehrungen sollten getroffen werden. Trotzdem können viele Menschen auch noch mit dieser hochgradig eingeschränkten Nierenfunktion ohne Dialyse überleben. Dies erfordert aber eine hohe Selbstdisziplin, engmaschige Überwachung aller Körperfunktionen, eine strenge Diät und ein ausgeklügeltes Medikamentenmanagement. Ansonsten droht der vorzeitige Tod.

Patientinnen und Patienten mit Bluthochdruck fühlen sich häufig gut, sind dynamisch und agil.

Für die einzelnen Stadien existiert ein strukturiertes Überwachungs- und Maßnahmenpaket. Liegt einer der folgenden Risikofaktoren vor, gilt der Patient als Risikopatient für Nierenversagen:

- Bluthochdruck (Hypertonie)
- Diabetes mellitus
- Adipositas (Fettleibigkeit)
- dialysepflichtige Niereninsuffizienz in der Familie

Auch bei einem geringen persönlichen Risiko sollte ein jährlicher Laborcheck mit einer Nierenfunktionskontrolle bei Ihrer Hausärztin oder Ihrem Hausarzt erfolgen. Fällt die Filtrationsrate auf einen eGFR unter 45 Milliliter pro Minute (ab Stadium 3b), sind vierteljährliche internistische sowie Kontrollen durch Nierenärzte und Maßnahmen zur Verlangsamung der Nierenfunktionseinschränkung dringend empfohlen.

Typische Ursachen stiller Nierenleiden

Grundsätzlich gibt es verschiedene Situationen, in denen immer auch regelmäßig die Nierenfunktion überprüft werden sollte. Neben Hypertonie, Diabetes und Adipositas gehören dazu auch Gicht, beim Mann eine vergrößerte Prostata (Prostatahypertrophie), Schwangerschaft der Frau, entzündliche Nierenerkrankungen, wiederkehrende Harnwegsinfekte, chronische Nierensteinleiden und ererbte Nierenerkrankungen sowie Nierenzellkrebs.

Der Hochdruckschaden

Bei Patientinnen und Patienten mit Bluthochdruck passt sich der Körper an die erhöhten Werte an. Die Blutgefäße versteifen zunehmend und kleine Blutgefäße verschleißen schneller als üblich. Erste Anzeichen sind die beschriebenen erhöhten Eiweißausscheidungen im Urin.

Dazu kommen aber auch Schäden an der Netzhaut, die im Frühstadium nur die Augenärztin erkennen kann, wenn sie dazu den Augenhintergrund spiegelt. Wenn sich lebenswichtige Adern nicht vorher verengen und deutliche Symptome wie Lähmungen oder Sprachstörungen hervorrufen (etwa bei einem Schlaganfall), dann führt der zunehmende Funktionsverlust der Nieren zu einem Schrumpfungsprozess: Langsam, aber sicher versiegt die Filtrationsleistung.

Es ist ein Prozess, der sich über mehrere Jahre hinwegzieht. Viele interpretieren ihn als das Schicksal der Reife der Jahre und sehen in vermehrter Erschöpfung oder belastungsabhängiger Atemnot eine Alterserscheinung. Die Nieren versuchen währenddessen quasi verzweifelt den Verlust an Nierenfiltereinheiten durch die Erhöhung des Blutdrucks zu kompensieren.

Dadurch kann auch für einen gewissen Zeitraum die Filtrationsarbeit aufrechterhalten werden. Irgendwann macht sich aber auch der höher werdende Blutdruck bemerkbar und die Patientinnen und Patienten leiden an Kopfschmerzen, Nasenbluten und Sehstörungen. In diesem Stadium ist es jedoch bereits zu spät, und neben einer medikamentösen Behandlung des Bluthochdrucks bleibt oft nur noch die Dialyse, um die fehlende Nierenleistung zu ersetzen.

Diabetes und Bluthochdruck zählen zu den häufigsten Ursachen von Nierenleiden.

Der Diabetesschaden

Ein erhöhter Zuckerspiegel im Blut wird von den Nieren filtriert und über den Urin ausgeschieden. Die vermehrte Blutzuckerkonzentration führt im Anfangsstadium zu einer vermehrten Urinproduktion, das verlorene Körperwasser muss durch vermehrtes Trinken ausgeglichen werden.

Gleichzeitig kommt es in den Nieren zu einer erhöhten Filtrationsleistung, um den hohen Blutzucker wieder zu senken. Dieser auch als Hyperfiltration bezeichnete Zustand kann über fünf bis zehn Jahre anhalten. Außer einem vermehrten Harndrang spüren die Patientinnen und Patienten in dieser Zeit nur wenig.

Die andauernde Hyperfiltration belastet jedoch das komplexe Filter- und Röhrensystem der Nieren enorm. Ein wichtiger Indikator hierfür ist die Albuminausscheidung im Urin. Wird hier nicht eingeschritten, steigt der Blutdruck weiter und der Verschleiß beschleunigt sich. Die Nierenfunktion sinkt immer schneller, und nach weiteren rund zehn Jahren versiegt die Nierenfunktion komplett.

Entzündliche Nierenkrankheiten

Auch eine Reihe entzündlicher Nierenerkrankungen kann fast unbemerkt zu einem Komplettverlust der Nierenfunktion führen. Die Entzündungen können die Nierenknäulchen (Glomerulopathie, Glomerulonephritis) oder das Röhren- beziehungsweise Tubulussystem betreffen (tubulointerstitielle Nephritis).

Die häufigste chronisch verlaufende Form der Glomerulonephritis im Erwachsenenalter ist die IgA-Nephropathie. Die Bezeichnung ist Ausdruck einer entzündlichen Vermehrung von Zellen im Glomerulus aufgrund einer Ablagerung des Immunglobulins A (IgA) – einem Antikörper, der vorwiegend in den Mandeln, in Darm und Knochenmark gebildet wird und bei der Abwehr von Infektionen eine Rolle spielt.

> Die Glomerulonephritis hat viele Gesichter und führt unerkannt zur Dialyse.

Warum es insbesondere bei jüngeren Männern zu einer vermehrten Bildung dieser Antikörper kommt, ist bis heute nicht abschließend geklärt. Die Entzündung geht jedoch wiederum mit einer Erhöhung des Blutdrucks einher und kann unbehandelt bei der Hälfte aller Betroffenen innerhalb von circa zehn Jahren zur Dialysepflicht führen.

Andere Glomerulonephritiden gehen nicht ganz so schleichend einher, sondern führen zu hohem Eiweißverlust, was innerhalb weniger Wochen bis Monate lebensbedrohliche Ausmaße annehmen kann. Typische Krankheitsvertreter dieses Syndroms sind beispielsweise die membranöse Glomerulonephritis (siehe Glossar), wie im Beispiel von Corinna, oder die fokal segmentale Glomerulosklerose (FSGS).

Rasch progrediente Glomerulonephritis (RPGN)

Einen dramatisch schnellen Nierenfunktionsverlust erleiden Menschen, die an einer rasch progredienten Glomerulonephritis (RPGN) leiden. Dabei zerstören entweder Antikörper oder Entzündungsprozesse, beispielsweise im Rahmen einer Rheumaerkrankung, die Nierenknäulchen und nachfolgend auch die Nierenkanälchen.

Nierenbeckenentzündung

Entzündungen der Nierentubuli und des umgebenden Gewebes werden entweder durch Infektionen (Nierenbeckenentzündung), Medikamente oder Immunprozesse ausgelöst. Die Nierenbeckenentzündung (tubulointerstitielle Nephritis) kann akut oder chronisch verlaufen und führt in letzterem Fall häufig zu Nierenversagen.

Die häufigste Ursache sind allergische Reaktionen auf Medikamente wie die Antibiotika Penicillin und Sulfonamide, aber auch auf harntreibende Mittel (Diuretika) oder entzündungshemmende Medikamente, die teils rezeptfrei in Apotheken erhältlich sind (Ibuprofen, Aspirin). Schmerzmittel können bei Dauergebrauch die Nierenkanälchen auch direkt schädigen.

Beispiele nierenschädigender Medikamente

- nichtsteroidale Antirheumatika (NSAR): z. B. die Schmerzmittel Ibuprofen, Diclofenac, Naproxen, Celecoxib (selten)
- nichtopioide Analgetika: z. B. Paracetamol und Metamizol (auch bekannt als Novaminsulfon) in hoher Dosierung
- manche Antibiotika, z. B. Penicillin, Vancomycin, Ciprofloxacin
- manche Diuretika, z. B. Furosemid
- Chemotherapeutika wie Sulfonamide, z. B. Cotrimoxazol
- Virenmittel, z. B. Acyclovir, Foscarnet
- Rheumamittel, z. B. Chloroquin und Hydroxychloroquin
- Zytostatika, z. B. Methotrexat
- Antidepressiva mit Lithiumsalzen, z. B. Hypnorex

Schmerzmittel können bei Dauergebrauch die Nierenkanälchen direkt schädigen.

Vereinzelt lösen auch systemische Erkrankungen wie das multiple Myelom oder eine Sarkoidose (siehe Glossar) eine Nierenbeckenentzündung aus. Weiterhin kann sie auch bei Vorliegen eines Rückflusses von Urin aus der Blase in den Harnleiter und zu den Nieren sowie bei einer polyzystischen Nierenerkrankung (siehe Glossar) auftreten.

Eine Nierenbeckenentzündung mit Bakterien geht mit hohem Fieber und Flankenschmerzen einher. Wichtig ist die rasche zielgerichtete Behandlung mit Antibiotika, da es anderenfalls zu einem bleibenden Nierenfunktionsverlust kommt. Es gibt Patientinnen und Patienten, die wiederholt eine Nierenbeckenentzündung erleiden und dabei jedes Mal einen Teil der Nierenfunktion verlieren.

Blasen- und Harnwegsinfektionen

Harnwegsinfektionen können entweder von der Blase (Blasenentzündung = Zystitis) die Harnleiter hinauf oder etwas seltener über die Blutbahn direkt die Nieren erreichen. Fast immer handelt es sich dabei um bakterielle Infektionen, wobei selten auch virale

Entzündungen oder sogar Pilzinfektionen – bei abwehrgeschwächten Patientinnen und Patienten oder nach langandauernder Antibiotikaeinnahme – in den Harnwegen vorkommen können.

Unter allen Blasenerkrankungen ist die Blasenentzündung mit unangenehmem Brennen und Schmerzen beim Wasserlassen die häufigste. Vor allem Frauen kennen das schon im Kleinkindalter: Mit zehn Jahren hatten circa drei Prozent aller Mädchen und ein Prozent der Jungen bereits einmal einen Harnwegsinfekt, kurz HWI, worunter auch die Blasenentzündung fällt. Dass Frauen besonders häufig betroffen sind, erklärt sich dadurch, dass bei ihnen die Harnröhre deutlich kürzer ist als bei Männern.

Die unkomplizierte Zystitis gehört zum häufigsten Anlass für die Verschreibung von Antibiotika. Vor allem ein Aufsteigen der Keime und damit eine Nierenbeckenentzündung und schlimmstenfalls Einbußen der Nierenfunktion sollen dadurch verhindert werden.

Generell gilt: Sollte innerhalb von zwei bis drei Tagen keine Besserung der Beschwerden wie Fieber oder Flankenschmerzen oberhalb der Hüften eintreten, sollte unbedingt der Arzt oder Ärztin aufgesucht werden, um eine individuell erforderliche Therapie abzuklären. Das gilt auch, wenn sich Blut im Urin zeigt sowie bei zwei und mehr Harnwegsinfekten in sechs Monaten oder drei Blasenentzündungen pro Jahr.

Kardiorenales Syndrom

Wenn Ihr Herz erkrankt, dann betrifft dies unweigerlich auch die Nieren, weil es eine enge Beziehung zwischen der Herzleistung und der Funktion der Nieren gibt. So produziert das Herz bei Überlastung ein bestimmtes Hormon (ANP), das in den Nieren zu einer vermehrten Kochsalz- und Wasserausscheidung führt und so das zirkulierende Blutvolumen verringert (siehe Seite 17).

> Herzleistung und der Funktion der Nieren stehen in enger Beziehung.

Diese intelligente Selbstregulation innerhalb des Organismus soll dem Herzen helfen, auch bei Herzmuskelschwäche noch einen ausreichenden, aber schwächeren Notkreislauf für die lebenswichtigen Organe Herz, Lunge und Hirn aufrechtzuerhalten. Dabei können die Nieren jedoch selbst Schaden erleiden (kardiorenales Syndrom): Ihre Funktion nimmt ab und Nierengifte steigen im Blut an.

Umgekehrt führen bereits bestehende Nierenprobleme zu einer Beeinflussung des ansonsten gesunden Herzens: Scheiden die Nieren nicht mehr genügend Wasser aus, kommt es zu einer Überwässerung des Kreislaufs und zu einer Überlastung des Herzmuskels. Die Rede ist dann von einem renokardialen Syndrom. Typische Symptome: Wassereinlagerungen in den Beinen (Ödeme) und Luftnot durch Wassereinlagerung in die Lungen (Pleuraerguss, Lungenödem, siehe Glossar).

Chronisches Nierensteinleiden

Nierensteine gehören zu den häufigsten und schmerzhaftesten Erkrankungen des Harntrakts und können zu Funktionseinbußen der Nieren führen. Wie aber entstehen diese Steine überhaupt?

Harnwegsinfektionen, anatomische Veränderungen in den Nieren und bestimmte Stoffwechselerkrankungen lassen im Harntrakt Kristalle entstehen, die sich wiederum bei entsprechender Konzentration zu kleinen oder größeren Steinen herausbilden. Auch vererbte Stoffwechselanomalien wie die Hyperoxalurie (siehe Glossar) und die Cysteinurie (siehe Glossar) führen zu einer vermehrten Ausscheidung dieser Substanzen.

Auch bei bestimmten Ernährungsgewohnheiten können Nierensteine auftreten. Insbesondere die vermehrte Aufnahme von tierischem Eiweiß mit Bildung von Harnsäure kann Harnsäuresteine begünstigen. Eine vermehrte Nierensteinbildung kommt außerdem beim metabolischen Syndrom (siehe Glossar) vor. Die Betroffenen leiden unter einer Insulinresistenz oder einem Diabetes, vermehrter Harnsäurebildung und Adipositas sowie Bluthochdruck.

Die heute verbreitete Nahrungsergänzung mit Vitamin D ist hier ebenfalls zu nennen, denn diese kann bei zu hoher Dosierung zu einer vermehrten Aufnahme von Kalzium mit der Nahrung und einer erhöhten Kalziumausscheidung mit dem Urin führen. Die Folge sind Kalziumnierensteine.

Typisch für ein Nierensteinleiden ist übrigens die plötzlich auftretende Schmerzkolik, wenn sich ein Nierenstein in den Harnleiter bewegt und dieser versucht, durch Kontraktion der glatten Muskulatur den Stein in die Blase zu befördern. Meist lässt sich der Schmerz durch Bewegung lindern.

Ein weiteres charakteristisches Merkmal sind sichtbare Blutbeimengungen im Urin. 10 bis 20 Prozent der Patientinnen und Patienten haben pro Jahr drei und mehr wiederholt auftretende Steinleiden (Rezidive). Die gehäufte Steinbildung kann die sensiblen Nierenstrukturen nachhaltig schädigen. Eine Sonderform der Kalziumsteinbildung ist die Nephrokalzinose – eine Verkalkung der Nierenkanälchen und des umgebenden Gewebes.

> Charakteristische Merkmale sind Schmerzkoliken und Blut im Urin.

Vererbte Nierenkrankheiten

Häufig fallen sie bereits im Kindesalter auf, manche manifestieren sich aber auch erst im Erwachsenenalter: vererbte Nierenerkrankungen, die einen abrupten oder kontinuierlichen Nierenfunktionsverlust bedeuten können. Die wichtigsten Vertreter sind die autosomal dominante polyzystische Nierenerkrankung (ADPKD), die autosomal dominante tubulointerstitielle Nierenerkrankung (ADTKD), die von-Hippel-Lindau-Erkrankung, das Alportsyndrom, die vererbte C3 Nephropathie, Morbus Fabry, die tuberöse Sklerose und die renaltubuläre Azidose (siehe Glossar).

> Einige Nierenerkrankungen sind genetisch verursacht und werden vererbt.

All diese Erkrankungen erfordern eine spezifische Diagnosestellung, Behandlung und eingehende Beratung. Für manche dieser seltenen Erkrankungen existieren spezifische Therapieoptionen, z.B. das Tolvaptan (Jinarc) für die Zystennierenerkrankung ADPKD.

Covid-19 und Nierenkrankheit

Auch die Coronaerkrankung spielt beim Thema Nierenerkrankung mit hinein: Ein akutes Nierenversagen wird bei 25 Prozent der mit dem Coronavirus infizierten, kritisch erkrankten Patientinnen und Patienten berichtet und ist mitverantwortlich für die hohe Sterblichkeit in diesen Fällen – trotz Intensivmedizin und Nierenersatzverfahren. Dabei scheint das Coronavirus bestimmte Stützzellen im Nierenknäulchen, dem Glomerulus, zu befallen und als erste Anzeichen eine Proteinurie (siehe Seite 32) und das vermehrte Auftreten von roten Blutkörperchen im Urin auszulösen. Außerdem kann das Virus zum akuten Absterben der wichtigen Tubuluszellen führen.

Patientinnen und Patienten, die eine akute Infektion mit Nierenversagen überleben, haben einen verzögerten Genesungsprozess und benötigen häufig auch nach Beendigung des Intensivaufenthaltes eine fortgesetzte Behandlung mittels Dialyse. Und selbst wenn Patienten dialysefrei werden, so normalisiert sich die Nierenfunktion meist leider nicht mehr auf das Ausgangsniveau vor der Coronaerkrankung.

Impfung gegen das SARS CoV2 Coronavirus

Patientinnen und Patienten, die eine chronische Nierenerkrankung schon vor einer Infektion mit dem Coronavirus hatten, erfahren einen meist deutlich schlimmeren Verlauf der Infektion mit Krankenhausaufenthalt und Intensivbehandlung. Daher sollten sie sich möglichst durch eine Impfung gegen Covid-19 sowie durch die üblichen Hygienemaßnahmen sorgfältig vor einer Ansteckung schützen.

Nierenzellkrebs

Männer erkranken doppelt so oft wie Frauen an Nierentumoren, oft sind die Patientinnen und Patienten bei häufig zufälliger Entdeckung des Tumors zwischen 40 und 60 Jahre alt. Die Tumoren können entweder in den Tubuluszellen der Nieren (circa 90 Prozent der Fälle) oder den die Harnwege auskleidenden Epithelzellen (etwa zehn Prozent) entstehen.

Nierenkrebs bleibt lange unbemerkt und wird häufig nur zufällig entdeckt.

Rauchen, Schwermetalle, Teer und Holzschutzmittel sind ebenso Risikofaktoren wie Adipositas, erhöhter Blutdruck und der Konsum von fett- und proteinhaltigen Nahrungsmitteln. Auch eine dialysepflichtige Niereninsuffizienz kann ein Nierenzellkarzinom in der verbleibenden Schrumpfniere begünstigen. Der Nierenzellkrebs bildet zudem Metastasen in der Lunge, den Weichteilen, in den Knochen, der Leber, in Gehirn und Haut.

Ziel ist es, bei einer Operation des Tumors die verbleibende Restniere und deren Funktion so gut wie möglich zu erhalten. Günstig gelegene Tumore können mittels Radiofrequenzablation oder Kryotherapie behandelt werden. Dabei werden feine Sonden im Tumor platziert und die bösartigen Zellen entweder mit Hitze (Radiofrequenz) oder Kälte (Kryo) zerstört.

Typische Beschwerden nierenkranker Menschen

Mit zunehmender Funktionseinschränkung der Nieren (etwa ab Stadium 3) und den beteiligten Strukturen kommt es beispielsweise zur Ausbildung einer Blutarmut und Störungen im Knochenstoffwechsel. Spürbare Beschwerden haben die meisten Patientinnen und Patienten jedoch häufig erst ab einem Stadium 4 als Ausdruck der steigenden Anhäufung giftiger Stoffwechselendprodukte und Übersäuerung. Typisch sind Müdigkeit und Schwäche, Kopfschmerzen, geschwollene Beine, Hautjucken, Knochen-

und Gelenkschmerzen oder auch Appetit- und Schlaflosigkeit. Nicht selten gehen damit auch Ängste und Depressionen einher.

Müdigkeit, Schwäche und Antriebslosigkeit

Müdigkeit, Schwäche und Antriebslosigkeit sind vor allem einem beginnenden Erythropoetinmangel (siehe Seite 33) und der entstehenden Blutarmut (Anämie) zuzuschreiben. Untersuchungen belegen, dass bei einem Abfall der Filtrationsrate (eGFR) unter 40 Milliliter pro Minute bei den meisten Nierenkrankheiten eine verminderte Erythropoetinbildung auftritt. Das Knochenmark kann also nicht mehr ausreichend Erythrozyten bereitstellen. Die verminderte Anzahl roter Blutkörperchen führt zu einem verminderten Sauerstofftransport zu den Organen, der Kreislauf muss die verminderten Erythrozyten häufiger durch den Körper schleusen. Patientinnen und Patienten ermatten zunehmend und bereits bei geringer Anstrengung kann Atemnot und Erschöpfung auftreten.

Bei vielen Nierenerkrankungen reagieren die Nieren mit einer Veränderung der Blutdruckregulation.

Gleichzeitig kommt es auch zu einer Erhöhung des Blutdrucks im Körperkreislauf. Bei schnellerem Blutdruckanstieg über 200 mmHg systolisch oder 110 mmHg diastolisch fehlen aber aufgrund der Nierenfunktionseinschränkung die typischen Anpassungsreaktionen des Kreislaufsystems – häufig zu spüren als Kopfschmerzen sowie Sehstörungen mit Flimmern und Schattensehen oder Druck hinter den Augen.

Geschwollene Beine und Augenlider

Wenn die Nieren den Flüssigkeitshaushalt nicht mehr kontrollieren können und es deswegen zu einer Ansammlung von Wasser im Körper kommt, bemerken Patientinnen und Patienten in der Regel zunächst Schwellungen im Bereich der Fußknöchel. Später werden die Beine dick, wobei man die Schwellung eindrücken kann – ein untrüglicher Hinweis auf zu viel Wasser im Gewebe.

Ödemtest auf zu viel Wasser im Gewebe
Setzen Sie sich bequem hin und ziehen die Socken aus. Wenn sich bereits der Gummizug der Socken oberhalb Ihres Knöchels ringsherum deutlich abzeichnet, kann das ein Zeichen für Wasser in den Beinen sein.

Machen Sie den Test: Drücken Sie mit dem Daumen für ca. zehn Sekunden oberhalb des Fußinnenknöchels auf das Gewebe und lassen dann los. Bleibt nach dem Loslassen eine deutliche sicht- und tastbare Delle zurück, suchen Sie bitte zur weiteren Abklärung eines Ödems einen Arzt oder Ärztin auf.

Sammelt sich Wasser im Gewebe, spricht Ihr Arzt oder Ihre Ärztin von Ödemen. Diese können auch an anderen Stellen im Körper auftreten: Sammelt sich Wasser in den Lungen, ist vom Lungenödem die Rede. Davon Betroffene verspüren Atemnot und können meist auch nicht mehr flach liegen.

Ödeme können auch entstehen, wenn die Nieren zu viel Eiweiß in den Urin verlieren. Da unser Blutgefäßsystem nicht absolut dicht ist, damit ein Stoffaustausch mit dem Gewebe stattfinden kann, existiert ein Mechanismus, welcher das Wasser auch bei einem durchlässigen Gefäßsystem im Kreislauf hält. Dieser Mechanismus basiert auf dem onkotischen Druck.

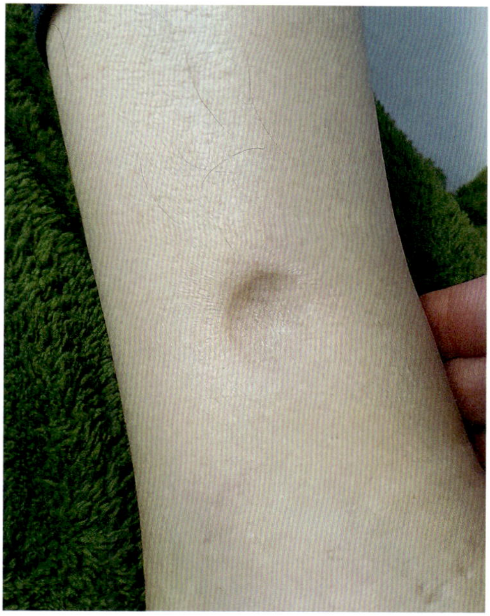

Eindrückbare Hautdellen nennt man Ödeme; sie weisen auf Wasseransammlungen im Gewebe hin.

Scannen Sie einfach den QR-Code und schauen Sie sich an, wie ein Ödemtest abläuft.

Der onkotische Druck ist dem Blutdruck quasi entgegengerichtet und führt dazu, dass Flüssigkeit aus dem umliegenden Gewebe in das Blutgefäß einströmt, wenn dort eine gewisse Menge Bluteiweiß vorhanden ist. Verlieren nun die geschädigten Nieren dieses Bluteiweiß, sinkt der onkotische Druck und es entstehen Ödeme. Häufig beginnen die deutlich sichtbaren Schwellungen an den Augenlidern sowie den Unterschenkeln.

Appetitlosigkeit, Übelkeit und Erbrechen

Mit fortschreitendem Versagen der Nierenfunktion erfährt circa die Hälfte aller Patientinnen und Patienten Magensymptome wie Druck in der Magengegend, Appetitlosigkeit, Übelkeit und Erbrechen. Die Ursache hierfür ist ein Anstieg der harnpflichtigen Substanzen, die eine Magenschleimhautentzündung auslösen. Bei Menschen mit Diabetes kommt oft eine Magenentleerungsstörung dazu: Die diabetische Nervenschädigung lässt die Magenentleerung nach dem Essen nur zögerlich zu und man leidet an Völlegefühl, Übelkeit und eventuell Erbrechen.

Ein Anstieg des Harnstoffs im Blut dämpft außerdem das Appetitgefühl im Gehirn. Letztlich will sich der Körper praktisch vor einer zu hohen Eiweißzufuhr schützen. Die Patientinnen und Patienten nehmen deswegen an Gewicht ab, sofern sie nicht Wasser einlagern.

Probleme mit dem Stuhlgang in Form einer chronischen Verstopfung (Obstipation) sind in späteren Stadien der Nierenfunktionsverschlechterung häufig eine Folge der Medikation. So werden Eisenpräparate zur Verbesserung der Blutarmut verschrieben, die Verstopfung auslösen, besonders wenn sie zum Essen eingenommen werden. Ebenso sind die meist notwendigen Phosphatbinder für Darmprobleme verantwortlich, da sie unlösliche Komplexe mit dem Phosphat in der Nahrung bilden.

Unerklärliches Hautjucken

Patientinnen und Patienten mit eingeschränkter Nierenfunktion klagen bisweilen über ein Gefühl wie Ameisenlaufen oder Überempfindlichkeit der Haut gegenüber Berührung. Die Ursachen dieses Phänomens sind bis heute nicht vollständig aufgeklärt. Tatsächlich können harnpflichtige Substanzen bei zunehmender Nierenschwäche in der Haut abgelagert werden. Dadurch können wiederum feine Nervenendigungen über bestimmte Botenstoffe aktiviert werden, was die Beschwerden auslöst.

> Menschen mit eingeschränkter Nierenfunktion klagen oft über Hautjucken.

Eine andere Theorie besagt, dass die Ansammlung von Harngiften im Blut zu einem Ungleichgewicht bestimmter aktiver Bindungsstellen in Haut- und Gehirnnervenzellen führt. Dies wird dann als Jucken empfunden. Als wissenschaftlich gesichert gilt, dass der Juckreiz nicht streng mit dem Abfall der glomerulären Filtrationsrate, sondern eher einem Anstieg von harnpflichtigen Substanzen im Blut einhergeht.

Restless Legs, Knochen- und Gelenkschmerzen

Das gleiche Phänomen kann übrigens auch eine Unruhe in den Beinen auslösen, was als Restless Legs Syndrom bezeichnet wird. Patientinnen und Patienten mit fortgeschrittener Niereninsuffizienz leiden häufig auch unter zunehmenden Knochen-, Gelenk- und Muskelschmerzen. Die Ursachen sind wie beim Hautjucken vielfältiger Natur. Meistens gehen diese Schmerzen mit einer Hormonveränderung bei einer sekundären Überfunktion der Nebenschilddrüse einher (sekundärer Hyperparathyreoidismus). Unbehandelt veranlasst diese den Knochen, sich umzubauen. Knochenabbau- und Knochenaufbauprozesse stimulieren dabei Schmerznervenfasern. Bisweilen leiden die Patientinnen und Patienten aber auch unter Gelenkschmerzen.

> Ein häufiges Symptom ab Stadium 3 sind Gichtanfälle.

Ein häufiges Symptom bei mittelgradiger Einschränkung der Nierenfunktion, also ab Stadium 3, können auch wiederholte Gichtanfälle sein. Dabei kommt es vermehrt zur Bildung von harnpflichtiger Harnsäure. Kann diese nicht mehr ausreichend ausgeschieden werden, entstehen Kristalle, die sich sehr schmerzhaft in den Gelenken ablagern, gelegentlich auch in der Haut. Neueste Untersuchungsergebnisse zeigten eine Vermehrung von Harnsäure im Blut durch eine zuckerlastige Ernährung. Und Fakt ist: Durch vermehrte Harnsäure kommt es zu einer schleichenden Verschlechterung der Nierenfunktion.

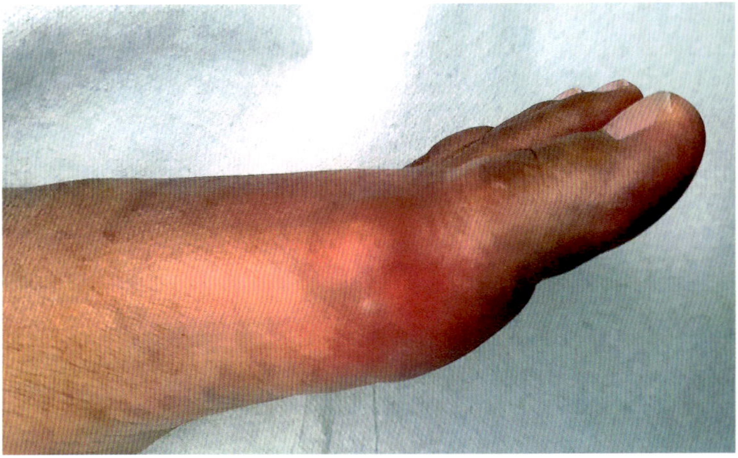

Gichtanfälle zeigen sich durch stark schmerzhafte, gerötete und überwärmte Gelenke, z. B. dem Großzehengrundgelenk.

Schlafstörungen, Angst und Depression

Bereits in den frühen Stadien einer chronischen Nierenfunktionsstörung leidet etwa ein Drittel der Betroffenen an Ein- und Durchschlafproblemen. In fortgeschrittenen Stadien der Niereninsuffizienz sind davon bis zu 80 Prozent betroffen. Ursachen für die Schlafstörungen sind zum einen die chronische Flüssigkeitsüberladung des Körpers, zum anderen aber auch die weiteren Beschwerden wie das schon erwähnte Restless Legs Syndrom, eine Blutarmut oder Eisenmangel. Auch die Ausschüttung des Schlafhormons Melatonin kann dabei als Folge der vermehrten Salz- und Wasserbelastung indirekt gestört werden.

30 Prozent der Patientinnen und Patienten mit einer moderat eingeschränkten Nierenfunktion (Stadium 3 und 4) berichten über Ängste und depressive Verstimmungen. Eine Depression ist wiederum mit einer erhöhten Gefährdung für Schlafstörungen, verminderte Aktivität und körperliche Krankheitssymptome verbunden, für die oft keine organische Ursache gefunden wird (Somatisierung).

Nierenkrankheiten lösen oft Ängste und auch Depressionen aus.

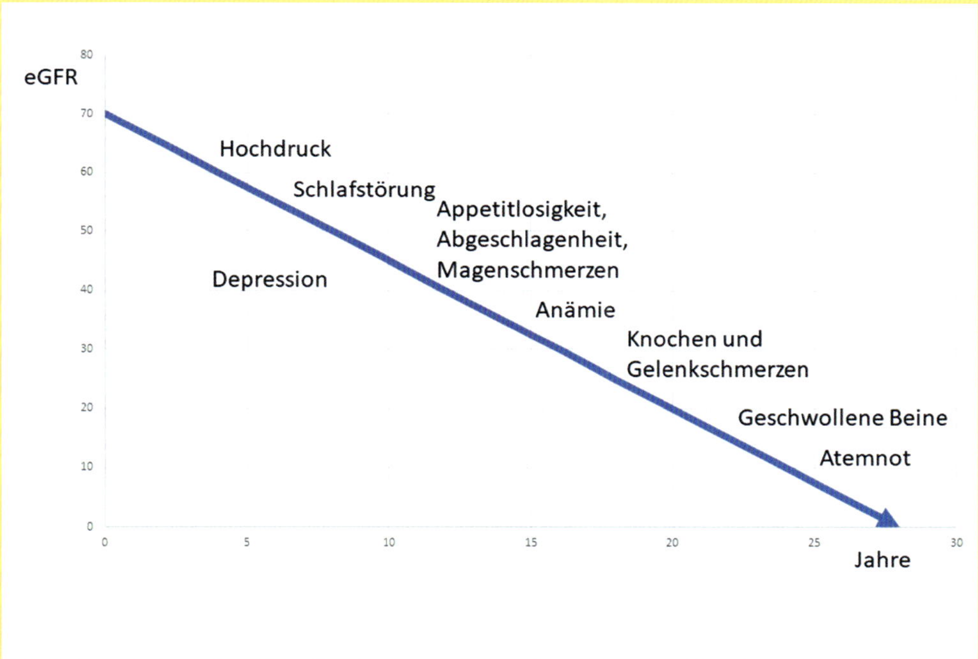

Typischer Verlauf einer chronischen Nierenkrankheit bei abnehmender Filtrationsrate, woraus zahlreiche Symptome resultieren. Der zeitliche Ablauf kann individuell schneller oder langsamer sein.

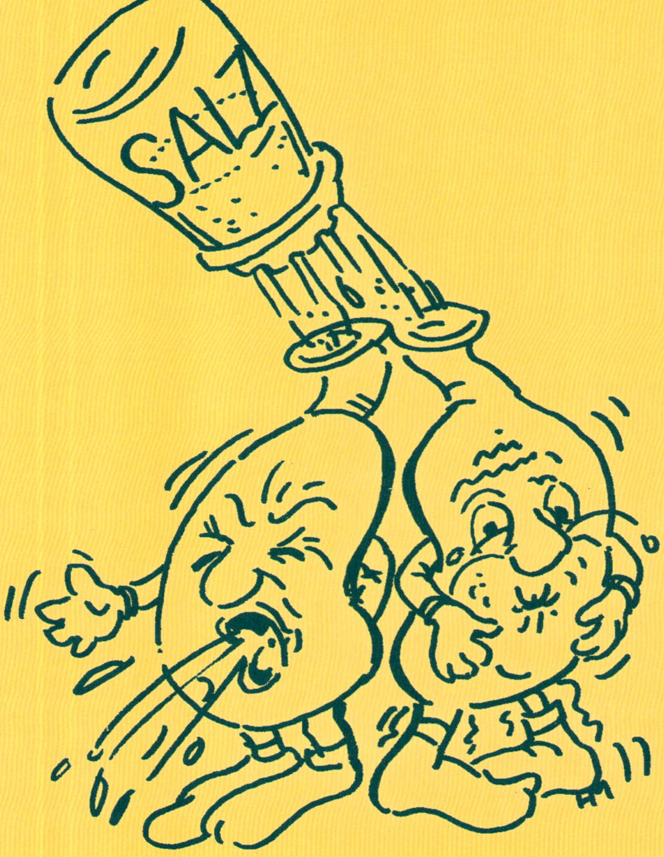
SALZ

NIERENINSUFFIZIENZ: EIN FORTSCHREITEN HINAUSZUZÖGERN, IST MÖGLICH!

Viele Nierenerkrankungen können heute spezifisch behandelt werden, wodurch ein Nierenfunktionsverlust verhindert wird. Trotzdem kehrt die Nierenfunktion nicht mehr zu ihrem Ausgangszustand zurück, da der Körper zerstörte Nierenkörperchen nicht mehr ersetzen kann. Sogar nach einer erfolgreichen Therapie kann ein bestehender Nierenschaden einen schnelleren Funktionsverlust der Nieren bedeuten. Doch können gerade in den Anfangsstadien der Nierenfunktionseinschränkung verschiedene Lebensstilmaßnahmen wie eine salz- und zuckerreduzierte Diät und viel Bewegung dazu beitragen, die Nierenfunktion optimal zu unterstützen. Zusammen mit dem Arzt und der Ärztin sollten außerdem frühzeitig eine medikamentöse Therapie, unter anderem z. B. mit Blutdrucksenkern und harntreibenden Mitteln, wie auch weitere Maßnahmen zur Stoffwechseloptimierung besprochen werden.

Christoph M., 57 Jahre

„Das erste Mal merkte ich vor ungefähr 20 Jahren einen roten Urin. Meine Frau war entsetzt und schickte mich sofort zum Arzt. Der schickte mich weiter zum Urologen, der aber nichts finden konnte. Es war dann auch zunächst alles wieder gut, bis ich wieder morgens dunkelbraunen Urin hatte.

Der Streifentest beim Hausarzt bestätigte Blut im Urin. Ich musste zum Nierenspezialisten ins Krankenhaus, wo weitere Tests durchgeführt wurden – darunter auch ein 24-Stunden-Blutdruckprofil und ein Ultraschall der Nieren. Schließlich wollte der Nierenarzt eine Biopsie machen. Davor hatte ich schon etwas Schiss. Das Ganze ging dann aber recht fix in örtlicher Betäubung und nach nur 20 Minuten war alles vorbei. Ich musste noch einen Tag das Bett hüten und durfte dann nach Hause.

Eine Woche später erklärte mir mein Arzt den Befund: Ich hatte eine IgA-Nephropathie. Das ist eine langsame Nierenentzündung, bei der im Körper zu viele Abwehrstoffe produziert und die Nierenfilter angegriffen werden. Meine Nierenfilter waren bereits so löchrig, dass ich auch Eiweiß in den Urin verlor. Vielleicht fühlte ich mich deswegen so schwach. Außerdem hatte ich einen zu hohen Blutdruck.

Ich erhielt eine Infusionsbehandlung mit Kortison in regelmäßigen Abständen über ein halbes Jahr. Darunter verschwand die Eiweißausscheidung im Urin. Außerdem bekam ich einen Blutdrucksenker. Ich ging natürlich regelmäßig zur Kontrolle, hatte aber dennoch nach zwei Jahren einen Rückfall, der jedoch mit Kortisontabletten erfolgreich behandelt werden konnte. Seither ist alles in Ordnung und es geht mir gut. Sogar die Blutdrucktabletten konnten fast vollständig abgesetzt werden. Meine Nierenfunktion ist heute normal."

Die medikamentöse Behandlung

Wie bereits erwähnt, kommt es im Laufe unseres Lebens zwangsläufig zu einem natürlich fortschreitenden Verlust der Nierenfunktion. Diesen können wir verlangsamen, doch auch ohne Zwischenfälle – beispielsweise durch andere Erkrankungen – und bei einer langen Lebenszeit macht sich dieser Funktionsverlust leider irgendwann bemerkbar. Ähnlich ist es auch mit der Leistungsfähigkeit unserer Muskulatur, des Herzens oder des Nervensystems.

Entsprechend dem Stadium des Nierenfunktionsverlustes und der damit verbundenen Symptome ist eine individuelle, meist medikamentöse Behandlung erforderlich.

Blutdruck einstellen

Besonders wichtig: Frühzeitig sollte der Filtrationsdruck der Nieren wie im Fall von Christoph mithilfe von Blutdrucksenkern optimiert und möglichst niedrig gehalten werden, um einer beschleunigten Nierenzellzerstörung entgegenzuwirken. Bevorzugt sollten Hochdruckmedikamente zum Einsatz kommen, die einen Effekt auf die Eiweißausscheidung der geschädigten Nieren haben.

Das Ziel: Senkung der Proteinurie. Die tägliche Eiweißausscheidung sollte zum Schutz der Nierenfunktion im 24-Stunden-Sammelurin unter 1 Gramm liegen. Damit scheiden in der Regel Betablocker, Alpharezeptorenblocker oder Methyldopa aus beziehungsweise sind nur Mittel der zweiten Wahl, wenn eine ausreichende Blutdruckeinstellung mit anderen Präparaten nicht gelingt.

Die Eiweißausscheidung gibt Auskunft über das Ausmaß des Nierenschadens.

Nun stellt sich die Frage, welche Zielblutdruckwerte und welche Ziele für die Eiweißausscheidung definiert werden müssen, um eine möglichst lange Erhaltung der Nierenfunktion zu gewährleisten. Hierzu existieren glücklicherweise mehrere sogenannte Meta-Analysen. Meta-Analysen sind statistische Untersuchungen zu vielen einzelnen Studien über dasselbe Thema. Sie erlauben einen Überblick über den aktuellen Sachstand, z. B. zur Blutdruck oder Eiweißausscheidung und Nierenfunktionserhalt.

Da die Eiweißausscheidung ein gutes Maß für die Schnelligkeit des Nierenfunktionsverlustes darstellt, sollte demzufolge erst das Proteinurieziel, danach das individuelle Blutdruckziel definiert werden.

Hierzu können die Ergebnisse der amerikanischen MDRD-Studie (zur Änderung der Ernährung bei Nierenerkrankungen, engl. modification of diet in renal disease) herangezogen werden: Patientinnen und Patienten mit einer mittelgradig eingeschränkten Nierenfunktion hatten in dieser Untersuchung den langsamsten Nierenfunktionsverlust, wenn die Proteinurie und damit die Ausscheidung von Eiweiß über die Nieren durch eine erfolgreiche Blutdrucksenkung unter 1 Gramm pro Tag sank. Patientinnen und Patienten mit einer Proteinurie von 1 bis 3 Gramm pro Tag und einem rascheren Nierenfunktionsverlust profitierten von einer vergleichsweise stärkeren Blutdrucksenkung.

ACE-Hemmer und Angiotensinrezeptorblocker

Es existieren verschiedene Blutdruckmedikamente, die sich auch hinsichtlich des möglichen Schutzes der Nierenfunktion unterscheiden. Besonders effektiv sind Medikamente aus der Gruppe der bekannten ACE-Hemmer (Beispiele: Ramipril, Lisinopril, Enalapril) und Angiotensinrezeptorblocker (Beispiele: Candesartan, Valsartan, Telmisartan).

Diesen Wirkstoffen werden neben der Senkung des Filtrationsdrucks auch positive Effekte gegen eine Vernarbung der Nieren und eine vermehrte Bildung von Bausteinen für die hochspezialisierten Strukturen zugeschrieben. Die Eiweißausscheidung, zu der es auch im Fall von Christoph gekommen war, wird durch solche Medikamente um circa 30 bis 40 Prozent reduziert.

Patientinnen und Patienten in der angesprochenen MDRD-Studie mit einer Proteinurie von mehr als 3 Gramm pro Tag und dem damit schnellsten Nierenfunktionsverlust profitierten deutlich von einer strikten Blutdrucksenkung mit ACE-Hemmern oder Angiotensinrezeptorblockern.

In der Vergangenheit wurde häufig eine Kombinationsbehandlung mit ACE-Hemmern und Angiotensinrezeptorblockern versucht. Dabei stellte sich allerdings heraus, dass diese Kombination zwar die Eiweißausscheidung noch stärker reduzierte, dies allerdings auch eine erhöhte Nebenwirkungsrate bedeutete, die bis hin zu einem Nierenversagen gehen kann. Aus diesem Grund werden die Wirkstoffe heute nicht mehr miteinander kombiniert.

Spironolacton, Eplerenon und Finerenon

Die Wirkstoffe Spironolacton, Eplerenon und Finerenon bewirken ebenfalls eine Senkung des Blutdrucks. Es handelt sich dabei um Mineralokortikosteroid-Rezeptorantagonisten (siehe Glossar).

Spironolacton kann dabei den günstigen Effekt von ACE-Hemmern oder Angiotensinrezeptorblockern verstärken. Die Kehrseite bei dieser Medikamentengruppe ist ein Anstieg des Bittersalzes Kalium im Körper, was Herzrhythmusstörungen auslösen kann. Deshalb sind regelmäßige Kontrollen erforderlich.

Während der Langzeiteffekt bei den Wirkstoffen Spironolacton und Eplerenon nicht ausreichend belegt ist, kann für Finerenon (Karendia) bei Patienten mit Diabetes und Nierenfunktionsstörung gezeigt werden, dass sowohl ein Fortschreiten der Nierenfunktionsstörung verhindert wird als auch weniger Herzinfarkte, Schlaganfälle und Herzinsuffizienzen auftreten.

> Den Blutdruck zu senken hilft, einen Nierenverschleiß aufzuhalten.

Kalziumkanalblocker

Kalziumkanalblocker sind Substanzen, die an den Gefäßmuskelzellen den Einstrom von Kalzium in die Zellen blockieren und dadurch die Gefäße erschlaffen lassen. Zwei Gruppen werden unterschieden: die Nondihydropyridine und die Dihydropyridine.

Erstere wirken auch am Herzen und heißen z. B. Verapamil und Diltiazem. Für beide Wirkstoffe ist eine Verringerung der Eiweißausscheidung bei Nierenpatientinnen und -patienten um circa 30 Prozent nachgewiesen.

Vertreter der Dihydropyridine sind z. B. Amlodipin, Lercanidipin und Nifedipin. Diese werden ausschließlich in der Bluthochdrucktherapie vor allem nierengesunder Patientinnen und Patienten eingesetzt und können den Filtratationsdruck sogar durch Erweiterung der nierenzuführenden Blutgefäße steigern.

Sollten Sie solche Medikamente erhalten, sprechen Sie bitte Ihren Arzt oder Ihre Ärztin an, aus welchem Grund er oder sie sich für diese Maßnahme entschieden hat. Manchmal sind sie notwendig, werden aber mit nierenschonenderen Blutdrucksenkern kombiniert.

Zielwerte für den mittleren Blutdruck

Um die Proteinurieziele zu erreichen, werden entsprechend die Blutdruckziele formuliert. Beispiel: Bei einer Proteinurie bis 1 Gramm pro Tag sollte in der medikamentösen Therapie ein mittlerer Blutdruckwert (siehe Seite 16) von 96 mmHg angestrebt werden. Die folgende Tabelle fasst alle Blutdruckziele zur Behandlung einer chronischen Nierenerkrankung zusammen:

PROTEINURIE	MITTLERER BLUTDRUCK (MAD)*	ENTSPRICHT IN DER KLASSISCHEN BLUTDRUCKMESSUNG
< 1 g/Tag	96 mmHg	130/80 mmHg
1–3 g/Tag	91–96 mmHg	125/75–130/80 mmHg
> 3 g/Tag	91 mmHg	≤ 125/75 mmHg

*gemessen mit einer 24-Stunden-Blutdruckmessung

Aus meiner Erfahrung und der vieler anderer Nephrologen ist bei Patientinnen und Patienten mit einer Eiweißausscheidung von deutlich mehr als 3 Gramm täglich eine Verbesserung dieser die Nieren belastenden Situation durch alleinige Blutdrucksenkung nicht möglich. Hier gilt, dass bereits eine Halbierung der Proteinurie als Teil des Behandlungskonzepts als Erfolg gewertet werden kann.

Ältere Patientinnen und Patienten vertragen auch eine aggressive Blutdrucksenkung oft hinsichtlich des Kreislaufs nicht gut, Schwindel und Schwäche sind die Folge. Hier muss man abwägen, welche medikamentöse Therapie sinnvoll ist, wenn diese Maßnahmen teilweise das Wohlbefinden einschränken. Ähnliches gilt für Patientinnen und Patienten im vierten Stadium einer chronischen Nierenerkrankung: Ein Profitieren von einer Blutdruck- und Proteinuriesenkung ist möglich, sofern Nebenwirkungen dieser Behandlung bis hin zu einem akuten Nierenversagen aber konsequent überwacht und vermieden werden.

Zuletzt noch ein Blick auf die Fälle des langsamen Nierenfunktionsverlustes ohne Eiweißausscheidung (beispielsweise bei einer polyzystischen Nierenerkrankung). Hier können die genannten blutdrucksenkenden Mittel zwar keine Verbesserung der Nierenfunktion erzielen, jedoch verhindert ein gut eingestellter Blutdruck in jedem Fall weitere Herz- und Gefäßerkrankungen und führt zu einer längeren Lebenserwartung.

Optimierung des Wasserhaushaltes

Wenn die Nieren überschüssiges Wasser nicht mehr aus dem Körper entfernen können, steigt zunächst der Blutdruck. Blutflüssigkeit lagert sich als zusätzliche Gewebsflüssigkeit in den Beinen, später überall im Körper ein. Das Herz wird mit Flüssigkeit überladen und seine Kraft nimmt ab.

Staut sich Blut zwischen dem rechten und linken Herzen, dringt Flüssigkeit aus den Kapillaren ins Lungengewebe und das

Rippenfell. Man wird immer schwächer, leidet an vermehrter Atemnot und im Extremfall läuft sogar Flüssigkeit über die Haut aus dem Körper.

Der Wasserhaushalt sollte unter Berücksichtigung der verfügbaren Herzleistung optimiert werden.

Leider schwächelt bei einer chronischen Nierenerkrankung nicht nur die Ausscheidung der harnpflichtigen Substanzen, sondern auch die Urinproduktion nimmt häufig ab. Werden zusätzlich blutdrucksenkende Medikamente eingesetzt, kann es zu einer weiteren Abnahme der Urinproduktion kommen. Spätestens bei einer Filtrationsrate (eGFR) von unter 60 Milliliter pro Minute kommen deswegen harntreibende Mittel (Diuretika) zum Einsatz. Drei Substanzklassen werden im Wesentlichen unterschieden.

Thiazide

Die Thiazide hemmen bestimmte Transportmoleküle und vermindern dadurch die Rückgewinnung von Kochsalz aus dem Primärharn. Durch den vermehrten Kochsalzanteil im Harn wird auch vermehrt Wasser ausgeschieden. Typische Vertreter dieser Substanzklasse sind Hydrochlorothiazide (HCT), Chlortalidon, Indapamid und Xipamid. Letzteres ist auch bei höhergradiger Nierenfunktionseinschränkung noch effektiv. Wichtig: Bei Patientinnen und Patienten mit einer Sulfonamidallergie dürfen Thiazide nicht eingesetzt werden.

Schleifendiuretika

Diese Gruppe der harntreibenden Medikamente wirkt am aufsteigenden Ast der Henleschen Schleife – das ist ein Teil des Nierenkanälchens. Hier hemmen sie ebenfalls ein Transportmolekül für Natrium, das nicht aus dem Primärharn in den Körper zurückgelangen kann und stattdessen in den Urin ausgeschieden wird. Vertreter sind das klassische Furosemid und Torasemid. Letzteres eignet sich aufgrund seiner längeren Wirkdauer besser für eine schonende Dauertherapie.

Schleifendiuretika sind auch bei stark eingeschränkter Nierenfunktion noch wirksam, wobei die Dosis sorgfältig angepasst werden muss. Ab einer bestimmten Dosishöhe kommt es zu keiner weiteren Steigerung der Harnproduktion mehr. Bei Dauergebrauch kann es zu einem Verlust von Kalium, Kalzium und Magnesium kommen.

Schleifendiuretika sind auch bei stark eingeschränkter Nierenfunktion noch wirksam.

Weitere Nebenwirkung: Wird im akuten Fall zu schnell zu hoch dosiert, kann es zu Gehörverlust kommen. Wie bei den Thiaziden sollten Patientinnen und Patienten mit einer Sulfonamidallergie auch keine Schleifendiuretika erhalten, da diese Medikamente eine Sulfonamidstruktur haben.

Die schon beschriebenen Wirkstoffe Spironolacton und Eplerenon führen nicht nur zur Blutdrucksenkung (siehe Seite 61), sondern durch ein Verhindern der Bindung des körpereigenen Hormons Aldosteron aus der Nebenniere und das Zurückhalten von Kalium gleichzeitig zu vermehrtem Ausscheiden von Natrium und auch Wasser. Daher nennt man diese Medikamente auch kaliumsparende Diuretika. Sie werden häufig bei Herzmuskelschwäche eingesetzt, weil es hier durch die vermehrte Aldosteronproduktion zu Wassereinlagerung bei gleichzeitigem Kaliumverlust kommt.

Spironolacton und Eplerenon werden häufig bei Herzmuskelschwäche eingesetzt.

Durch geschicktes Einsetzen dieser drei Substanzklassen ist es in den unterschiedlichen Stadien der Niereninsuffizienz möglich, den Flüssigkeitshaushalt auszugleichen und zugleich das Herz zu entlasten. Die optimale Steuerung des Wasserhaushalts erfordert allerdings auch die aktive Mitarbeit der Patientinnen und Patienten hinsichtlich seiner täglichen Flüssigkeitsaufnahme, die am besten in einem Trinkprotokoll festgehalten wird. Unterstützt wird das Behandlungskonzept durch eine konsequente Kochsalzeinschränkung in der täglichen Ernährung (siehe ab Seite 77).

Flüssigkeitsaufnahme bei chronischer Nierenerkrankung
Patientinnen und Patienten mit einer Nierenfunktionsstörung sollten statt der üblichen eineinhalb Liter mindestens eineinhalb bis zwei Liter Flüssigkeit täglich aufnehmen. Grund dafür ist die Einschränkung der Nieren, den Körper ausreichend von harnpflichtigen Substanzen zu befreien. Vergleich: Eine gesunde Niere scheidet 300 Millimol (mmol) Harnstoff in einem Liter Urin aus, die erkrankte Niere beispielsweise nur noch 100 Millimol pro Liter.

Optimierung des Stoffwechsels

Mitverantwortlich für eine steigende Anzahl von Patientinnen und Patienten mit chronischer Nierenschwäche sind auch Übergewicht und Fettleibigkeit (Adipositas). Beides sind Risikofaktoren auch für Herzkreislauferkrankungen. 53 Prozent der Erwachsenen in Deutschland sind übergewichtig, 16 Prozent leiden an Adipositas.

In Studien gesichert ist die Erkenntnis, dass mit steigendem Body Mass Index, kurz BMI (siehe Glossar), das Risiko für ein dialysepflichtiges Nierenversagen zunimmt. Bei Adipositas (BMI 30 und höher) liegt dieses Risiko im Vergleich zu Normalgewicht (BMI 18,5 bis 24,9) mindestens dreieinhalb Mal so hoch.

Übergewicht stimuliert das sympathische Nervensystem, was wiederum zu erhöhtem Blutdruck führt. Die vermehrte Körpermasse hat eine Unterversorgung des Körpers mit Insulin und schließlich eine Insulinresistenz mit steigendem Risiko für eine Diabeteserkrankung zur Folge. Daneben gibt es aber auch wissenschaftliche Hinweise, dass Übergewicht alleine – auch ohne einen bestehenden Bluthochdruck oder Diabetes – selbst zur Nierenschädigung beiträgt. Dies lässt sich unter anderem über die zunehmenden Fetteinlagerungen in den Organen und auch den Nieren erklären.

Die therapeutische Basis: medikamentöse Maßnahmen und Lebensstiländerung.

Übergewichtige Patientinnen und Patienten mit einer glomerulären Nierenerkrankung können durch ein kontrolliertes Ernährungs- und Bewegungsprogramm (siehe ab Seite 72 und ab Seite 77) sowohl erfolgreich Körperfettmasse reduzieren als auch von einem Rückgang der Eiweißausscheidung im Urin und somit einer Entlastung der Nierenfunktion profitieren.

Cholesterinsenker

Adipositas geht mit Veränderungen im Fettstoffwechsel einher, die nicht zuletzt für einen Großteil der verbreiteten Herzkreislauferkrankungen wie Schlaganfall, Herzinfarkt und Arteriosklerose mitverantwortlich sind. Größere Studien bei Patientinnen und Patienten mit chronischer Nierenerkrankung kamen zu dem Ergebnis, dass sich durch den Einsatz cholesterinsenkender Medikamente kein positiver Effekt auf den Erhalt der Nierenfunktion belegen lässt. Aus diesem Grund sollte der Einsatz solcher Medikamente eher zurückhaltend in enger Abstimmung mit dem behandelnden Arzt erfolgen. Am ehesten ist eine Einnahme bei Patientinnen und Patienten mit entsprechender Herzkreislauferkrankung oder bei bestehendem Diabetes zu rechtfertigen.

Metformin

Blutzuckererkrankte stellen heute einen Großteil der Patientinnen und Patienten mit chronischer Niereninsuffizienz, denn der erhöhte Blutzucker schädigt die Nieren direkt. Die Optimierung des Blutzuckerspiegels ist bei Diabetikern ein vorrangiges Ziel: Der Wirkstoff Metformin hat gegenüber vielen anderen Diabetesmedikamenten auch einen nierenschützenden Effekt. Er wirkt sich nicht nur blutzuckersenkend aus, sondern in bestimmten Nierenzellen verbessert sich auch das Ansprechen auf das Hormon Insulin. Weiterhin zeigen sich günstige Effekte hinsichtlich Fetteinlagerungen im Nierengewebe. Bei schwerer Niereninsuffizienz muss Metformin aber beendet werden.

Gliptine

Eine Therapiealternative zum Metformin für Typ-2-Diabetiker mit Niereninsuffizienz sind die Gliptine Saxagliptin (Onglyza), Sitagliptin (Xelevia, Januvia) und Vildagliptin (Galvus, Jalra). Sie können auch bei schwerer Niereninsuffizienz noch eingesetzt werden.

SGLT2 Inhibitor

Die neue Wirkstoffgruppe der SGLT2 Inhibitoren wie Dapagliflozin (Forxiga) oder Empagliflozin (Jardiance) sorgt durch eine vermehrte Zuckerausscheidung in den Nieren für eine Absenkung des Blutzuckers. Obgleich es zu vermehrten Harnwegsinfektionen kommen kann, scheint diese Therapie ebenso wie Metformin nierenschonender als andere Optionen zu sein. Wissenschaftler vermuten, dass die Wirkstoffe dieser Medikamente neben der blutzuckersenkenden Wirkung auch Fetteinlagerungen im Gewebe und damit einhergehende Vernarbungen verringern können.

Sollten medikamentöse Maßnahmen in Kombination mit Lebensstilveränderungen nicht zum gewünschten Erfolg führen, kann bei Menschen mit Adipositas eine chirurgische Magenverkleinerung unter Umständen sinnvoll sein, um eine deutliche Reduzierung des Übergewichts insbesondere mit Blick auf eine Entlastung der Organe zu erzielen. Meine Erfahrung in der Praxis zeigt, dass Patientinnen und Patienten nach der Magenverkleinerung insbesondere eine Verbesserung ihres Blutzuckerstoffwechsels erreichen und oft auch weniger Medikamente zur Kontrolle eines Bluthochdrucks benötigen.

Hormontherapie

Die meisten nierenkranken Menschen leiden unter einer Blutarmut. Enthält das Blut nicht genügend rote Blutkörperchen, ist der Sauerstofftransport beeinträchtigt, es kommt zu Müdigkeit und Schwäche.

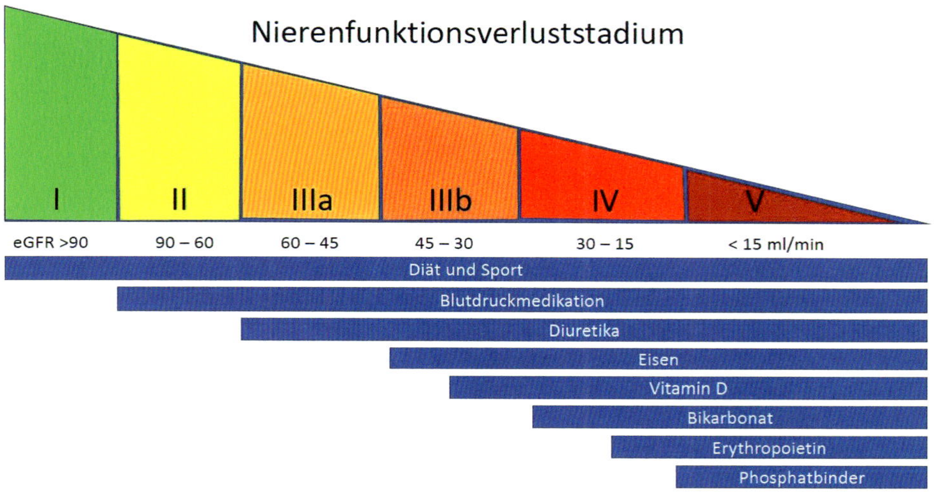

Eine individuelle und stadiengerechte Therapie kennzeichnet die Behandlung der chronischen Niereninsuffizienz. Können zu Beginn noch Lebensstilinterventionen unterstützen, werden bei fortschreitendem Funktionsverlust gezielte medikamentöse Maßnahmen und Nahrungsergänzungen erforderlich.

Fällt die Nierenfunktion weiter ab und benötigt der Körper zusätzlich das Hormon Erythropoetin (siehe Seite 19 und Seite 33), kann dieses entweder über eine Tablette mit einem der neuen HIF-PH Hemmstoffen Roxadustat (Evrenzo) oder Vadadustat (Vafseo) erfolgen oder gentechnisch hergestelltes Erythropoetin wird unter die Haut oder in die Vene gespritzt, damit wieder mehr rote Blutkörperchen gebildet werden können (Erythropoetinsynthese).

Antientzündliche Therapie

Nach einer Gewebsuntersuchung der Nieren mittels einer Biopsie, um das Ausmaß der Erkrankung abschätzen zu können, wird eine entzündliche Nierenerkrankungen mit Medikamenten behandelt, die das Immunsystem unterdrücken (Immunsuppression). Hierzu stehen heute eine ganze Reihe verschiedener Wirkstoffe und Therapieverfahren zur Verfügung, die abhängig vom Schweregrad eingesetzt und dosiert werden.

Kortison

Rechtzeitig und richtig eingesetzt können Kortikosteroide die Nierenfunktion stabilisieren oder sogar verbessern.

Kortison, medizinisch Kortikosteroide oder Glukokortikosteroide, sind künstlich hergestellte Hormone, die dem körpereigenen Kortisol ähneln. Zur Unterdrückung des Immunsystems werden Glukokortikosteroide verwendet, die neben ihrem Effekt auf den Zuckerstoffwechsel eine stark entzündungshemmende Wirkung haben. Typische Vertreter dieser Medikamentengruppe sind Prednisolon und Methylprednisolon.

Diese Medikamente verhindern das weitere Einströmen von Entzündungszellen in das geschädigte Nierengewebe sowie die Antikörperproduktion. Unmittelbar am Ort des entzündlichen Geschehens unterdrücken die aggressiven Entzündungsmediatoren die krankmachenden Prozesse.

Je nach Schwere der Nierenerkrankung ist häufig leider mit Nebenwirkungen wie Wassereinlagerungen, einer Gewichtszunahme und Entgleisung des Blutzuckerspiegels zu rechnen. Bei längerer Einnahme über mehrere Monate kommt es auch zu einem vermehrten Knochenabbau: das Osteoporoserisiko steigt. Es ist allzu verständlich, dass aus diesem Grund viele Patientinnen und Patienten skeptisch gegenüber Kortikosteroiden sind, doch kann ein frühzeitiges Absetzen zu einem Rückfall und einem schnelleren Nierenfunktionsverlust führen. Letztlich gilt es in der Behandlung, mögliche Schäden und den Nutzen stets gut gegeneinander abzuwägen.

Um die Effektivität der Behandlung bei schweren Verläufen bestimmter Nierenentzündungen (beispielsweise bei der Lupusnephritis oder der membranösen Glomerulonephritis) zu verbessern, wird zusätzlich eine Antikörpertherapie mit Rituximab, Truxima oder Belimumab (Benlysta) eingesetzt, was allgemein gut vertragen wird. Die Antikörper führen zu einer Zerstörung von B-Lymphozyten im Organismus, die zu den weißen Blutkörperchen gehören. Diese produzieren einerseits infektabwehrende aber auch krankmachende Antikörper. Genau hier setzt diese Antikörpertherapie an.

Bei sehr aggressiven Krankheitsverläufen finden Immunsuppressiva aus der Gruppe der Zell- und Stoffwechselgifte wie Cyclophosphamid, Azathioprin oder Mycophenolsäure (MPA) Anwendung. Diese aus der Krebstherapie stammenden Medikamente unterdrücken ebenfalls die Immunreaktion des Körpers. Im Gegensatz zu Kortikosteroiden und der Antikörpertherapie treten dadurch jedoch Nebenwirkungen noch häufiger auf. Bei sachgerechter Anwendung und regelmäßiger Kontrolle des klinischen Ansprechens gelingt es dennoch häufig, die Nierenfunktion komplett zu stabilisieren oder zumindest den Krankheitsverlauf deutlich zu verlangsamen.

Kortison-sparende Strategie

Bei Nierenentzündungen, die wie im eingangs skizzierten Fallbeispiel von Christoph sehr langsam verlaufen, verwendet man sogenannte steroidsparende Substanzen aus der Transplantationsmedizin, um nebenwirkungsreiche Kortikosteroide einsparen zu können: Die Wirkstoffe Cyclosporin und Tacrolimus unterdrücken in ähnlicher Weise das Immunsystem, haben aber weniger negative Effekte auf den Blutzucker und Knochenstoffwechsel.

Eine korrekte Einnahme ist wesentlich

In jedem Fall ist vor allem die verschreibungsgetreue und korrekte wie zuverlässige Einnahme Ihrer Medikation wichtig. Ihr Arzt oder Ihre Ärztin werden alles dafür tun, die Therapie unter Abwägung von Wirkungen und Nebenwirkungen möglichst individuell optimal anzupassen.

In auf Nierenerkrankungen spezialisierten Einrichtungen erhalten die Patientinnen und Patienten häufig einen Managementplan für die Einnahme ihrer Medikamente. Dieser enthält unter anderem auch die Termine für anstehende Kontrolluntersuchungen sowie Möglichkeiten, die regelmäßige Überwachung von Gewicht, Blutdruck, Blutzucker und der Nierenfunktion zu protokollieren.

Erfahrungsgemäß sehen wir bei Patientinnen und Patienten, die einen Managementplan führen, oft ein besseres Ansprechen auf die Behandlung. Auch bei Nebenwirkungen kann in der Regel schneller reagiert werden. Sowohl die Patientinnen und Patienten selber als auch alle betreuenden Ärztinnen und Ärzte – auch die, die später hinzugezogen werden – haben mithilfe des Managementplans stets den genauen Überblick über den Stand der Therapie.

Hilfe zur Selbsthilfe: Risikofaktoren vermeiden

Unabhängig vom Stadium der Erkrankung gilt: Möglichst in Bewegung zu bleiben, tut auch bei chronischer Nierenerkrankung gut. Regelmäßiger Sport kann helfen, den Blutdruck zu senken, die Muskulatur zu erhalten und sich allgemein besser zu fühlen. Wer seinen Nieren etwas Gesundes tun möchte, sollte zudem das Rauchen stoppen, seine Ernährung überprüfen – und auch am Arbeitsplatz auf die Nierengesundheit schauen.

Bewegung tut gut

Bereits in den frühen Stadien bewegen sich viele nierenkranke Menschen weniger. Ab Stadium drei kommt es in der Regel deutlich zu körperlicher Schwäche, verminderter Leistungsfähigkeit und zu Muskelabbau. Mit abnehmender Nierenfunktion nimmt also auch die körperliche Aktivität ab, was wiederum mit einem schnelleren Nierenfunktionsverlust und einer höheren Krankheitsanfälligkeit bis zum Tod verbunden ist. Umgekehrt verlangsamt körperliche Betätigung den Nierenfunktionsverfall.

Bewegung verbessert das Befinden

Regelmäßiger Sport kann das Befinden verbessern und auch den Verschleiß der Nierenfunktion ausbremsen. Bei Dialysepatientinnen und -patienten konnte in Studien sogar gezeigt werden, dass ein regelmäßiges professionell begleitetes Sportprogramm die Sterblichkeit verringerte.

> Regelmäßiger Sport verbessert das Befinden und kann auch den Verschleiß der Nierenfunktion günstig beeinflussen.

Bei Patientinnen und Patienten ohne Dialysebehandlung, die täglich mindestens 30 Minuten spazieren gegangen waren, zeigte sich ein um 40 Prozent niedrigeres Risiko für eine dialysepflichtige Nierenfunktionsverschlechterung. Insgesamt zeigten 150 Minuten wöchentlichen Spazierengehens einen deutlichen Effekt auf den Erhalt der Nierenfunktion.

Oder nochmals auf den Punkt gebracht: Mit abnehmender Nierenfunktion nimmt auch die körperliche Aktivität und schließlich die Leistungsfähigkeit in vielen Fällen ab. Dies ist mit schnellerem Nierenfunktionsverlust und höherer Krankheitsanfälligkeit bis hin zum Tod verbunden.

Und die gute Nachricht: Umgekehrt verlangsamt körperliche Betätigung den Nierenfunktionsverfall! Bereits 150 Minuten wöchentlichen Spazierengehens zeigt einen deutlichen Effekt auf den Erhalt der Nierenfunktion.

Am besten Ausdauertraining und Muskelaufbau

Wir unterscheiden Krafttraining und Ausdauertraining. Muskelkraft ist die Fähigkeit, einen Widerstand zu überwinden oder gegen einen Widerstand die Muskulatur anzuspannen. Die Ausdauer beschreibt die Fähigkeit des Körpers, eine Kraftanstrengung über einen längeren Zeitraum auszuüben.

Scannen Sie einfach den QR-Code und probieren Sie gleich einmal zwei Übungen aus!

Bei Nierenpatientinnen und -patienten hat sich eine Kombination aus Kraft- und Ausdauertraining bewährt. Für das Krafttraining kommen Gewichte und gelegentlich auch Trainingsmaschinen zum Einsatz. Besonders praktisch sind Gymnastikbänder, die es in verschiedenen Widerstandsstufen gibt. Die kleinen handlichen Bänder können überallhin mitgenommen werden können. Durch den Widerstand, der sich mithilfe dieser Bänder ergibt, können einfache Übungen wie Kniebeugen intensiviert werden.

Für das Ausdauertraining eignen sich je nach Leistungsniveau Spazierengehen, Walking, Jogging, Fahrradfahren und Schwimmen.

Langsam starten

Vor einem regelmäßigen körperlichen Training sollte immer eine ärztliche Beratung erfolgen – zusätzlich, wenn möglich, eine sportmedizinische oder zumindest ergometrische Beurteilung, denn: Das Ausgangsniveau körperlicher Leistungsfähigkeit ist bei Patientinnen und Patienten mit Nierenfunktionsstörungen sehr unterschiedlich. Nichts ist frustrierender, als mit einem Sportprogramm zu starten und dieses wegen Erschöpfung und fehlendem Erfolg bald wieder aufgeben zu müssen.

Beispiele für Methoden zur Überprüfung der körperlichen Fitness:

- Ärztliche Untersuchung: Bestimmung der Nierenfunktion und möglicher, die körperliche Leistung beeinträchtigender Faktoren (beispielsweise Blutarmut)
- EKG und Belastungs-EKG mit Feststellung der maximalen Belastungsgrenze
- Überprüfung der Lungenfunktion
- Überprüfung der maximalen Handkraft (bei Nierenpatientinnen und -patienten oft reduziert)
- Sechsminutengehtest

- Sitzstehtest
- Schrittzähler (Pedometer) zur Bewertung der Anzahl zurückgelegter Schritte im Alltag

Sechsminutengehtest Ein einfach durchzuführender Test ist der Sechsminutengehtest: Sechs Minuten lang müssen Sie dabei möglichst schnell eine ebene Strecke entlanglaufen, beispielsweise den Flur in der ärztlichen Praxis oder Klinik. Die Distanz, die Sie in dieser durch medizinisches Personal betreuten Zeit zurücklegen, wird gemessen. Untrainierte gesunde Patientinnen und Patienten schaffen rund 800 Meter in sechs Minuten. Je nach Stadium fällt die Distanz bei nierenkranken Menschen deutlich niedriger aus.

Sitzstehtest Beim Sitzstehtest müssen innerhalb von 30 Sekunden möglichst viele Wechsel zwischen Aufstehen und Hinsetzen absolviert werden. Üblicherweise schaffen Männer in dieser Zeit mehr als 14 und Frauen mehr als zwölf Wechsel. Mit fortschreitendem Alter nimmt die Anzahl der Wechsel auf weniger als zehn beziehungsweise acht ab (etwa mit dem 80. Lebensjahr). Patientinnen und Patienten mit Niereninsuffizienz im mittel- bis hochgradigem Stadium erreichen untrainiert vergleichbare Werte wie Achtzigjährige.

Wenn Sie mit dem Training beginnen, suchen Sie sich eine Sportart aus, die Ihnen Freude bereitet. Beginnen Sie langsam und wiederholen Sie dafür Ihr Programm öfter. Beginnen Sie beispielsweise bei kräftigenden Übungen wie Kniebeugen anfangs nur mit fünf Wiederholungen. Steigern Sie sich dann auf acht bis zehn und schließlich auf insgesamt dreimal 15 Wiederholungen, jeweils mit einer Pause dazwischen. Achten Sie für Ihr Krafttraining insgesamt darauf, möglichst unterschiedliche Muskelgruppen zu trainieren und so den gesamten Körper zu beanspruchen.

Gleiches gilt für das Ausdauertraining: Wenn Sie z. B. gerne walken, am besten mit einem Partner oder einer Partnerin, dann starten Sie nicht zu ambitioniert. Zweimal jeweils 25 Minuten pro Woche genügen im ersten Monat völlig. Danach nehmen Sie sich dreimal wöchentlich walken vor, und im dritten Monat können Sie die Trainingszeit womöglich schon auf jeweils 35 Minuten verlängern.

Scannen Sie einfach den QR-Code und schauen Sie sich an, wie ein Belastung-EKG abläuft.

Falls Sie Ihre Ausbelastungsherzfrequenz kennen und eine Pulsuhr verwenden, achten Sie darauf, dass Sie höchstens 70 Prozent der maximalen Herzfrequenz beim Walken erreichen. Die goldene Regel: Es geht nicht um Spitzenleistung, sondern um Ausdauer in einem dafür angemessenen Tempo! Steigern Sie sich z. B. weiter auf 45 und dann 60 Minuten. Die Strecke, die Sie dabei zurücklegen, ist nicht so wichtig. Was zählt, ist das kontinuierliche Laufen und vor allem: die Freude daran.

Mit dem Rauchen aufhören

Nikotin ist Gift für die Nieren, Herz und Lunge.

So viel ist klar: Nikotinkonsum ist eine der Hauptursachen für Herzkreislauferkrankungen. Inwieweit das Rauchen von Zigaretten die Nierenfunktion beeinträchtigt, war lange Zeit selbst in der Wissenschaft unklar. In einer weltweiten Untersuchung stellten die Studienautorinnen und -autoren fest, dass Rauchen zwar klar Gefäßerkrankungen und Lungenkrebs verursacht, doch es gab offensichtlich keinen messbaren Effekt auf die Nierenfunktion.

Dieses Ergebnis steht im Widerspruch zu den bekannten Wirkungen des Nikotins auf die Blutgefäße. Zwei neuere Studien aus dem Jahr 2020 und 2021 konnten dann auch zeigen, dass nierengesunde Menschen in mittleren Lebensjahren durchaus ein erhöhtes Risiko für eine Nierenerkrankung hatten, wenn sie rauchten. Auch ein beschleunigter Nierenfunktionsverlust, besonders bei Patientinnen und Patienten mit moderat eingeschränkter Nierenfunktion, wurde belegt. Interessanterweise konnte auch gezeigt werden, dass ein Rauchstopp den Nierenfunktionsverlust wieder verlangsamen konnte.

Meine Empfehlung: Hilfreich ist, wenn Sie es mit einem Rauchstopp wirklich ernst meinen, sich einen festen Termin dafür zu setzen. Sie können auch Nikotinersatzprodukte vor dem Rauchstopp ausprobieren oder ein von den Krankenkassen gefördertes Rauchentwöhnungsprogramm wahrnehmen.

Der Umstieg auf E-Zigaretten reduziert zwar den Gehalt an krebserzeugenden Schadstoffen, jedoch: In der Regel enthalten die E-Zigaretten nikotinhaltige Lösungen. Das Problem ist, dass Nikotin selbst eine harnverringernde Wirkung hat. Bei bereits geschädigten Nieren werden also auch viele E-Zigaretten nicht zu einem Erhalt der Nierenfunktion beitragen, wenn nicht auch hier auf das Nikotin verzichtet wird (nikotinfreie Liquids).

Eine nierengesunde Ernährung

Es gibt natürlich auch hinsichtlich der Ernährung Hunderte von diätischen, teils widersprüchlichen Empfehlungen für Nierenpatientinnen und -patienten. Diese haben sich über die Jahre immer wieder verändert. Dieses Buch soll keinen Ernährungsratgeber für Menschen mit Nierenerkrankungen ersetzten, sondern Ihnen helfen, Wege für eine richtige Ernährung mit Ihrer Nierenkrankheit und entsprechend Ihres Krankheitsstadiums zu finden. Weitere Ernährungsratschläge finden sich auch auf der Internetseite der Deutschen Gesellschaft für Nephrologie e. V. (DGfN) unter dgfn.eu.

Kochsalzreduktion leicht gemacht

Höhere Mengen an Kochsalz steigern den Blutdruck und können zu Gefäßschäden sowie bei geschädigten Nieren einer verstärkten Wassereinlagerung ins Gewebe führen. Daher empfehlen Expertengremien eine Beschränkung des Kochsalzkonsums auf unter 6

Gramm, die Weltgesundheitsorganisation (WHO) empfiehlt einen Konsum von maximal 5 Gramm Kochsalz pro Tag. Das entspricht in etwa einem Teelöffel und gilt für alle Ausgangssituationen einer Nierenerkrankung.

Inzwischen weiß man auch, dass Menschen unterschiedlich stark auf die Einnahme von Kochsalz reagieren: Mindestens zehn bis 25 Prozent haben eine besonders hohe Empfindlichkeit für Kochsalz, das chemisch betrachtet aus den Elementen Natrium und Chlor besteht.

Die Nieren regulieren über das Natrium den Wasserhaushalt unseres Körpers. Da in unterschiedlichen Schriften sowohl von Natrium, ein anderes Mal von Kochsalz gesprochen wird, soll hier kurz die Beziehung erklärt werden: 1 Gramm Kochsalz enthält 0,4 Gramm Natrium und 1 Gramm Natrium entspricht 2,5 Gramm Kochsalz.

In Deutschland nehmen Männer im Durchschnitt täglich etwa 10 Gramm, Frauen 8,4 Gramm Kochsalz auf. Noch vor 5000 Jahren nahmen Menschen keinerlei zusätzliches Salz auf. Die tägliche Kochsalzaufnahme betrug – über das gejagte Wild und Feldfrüchte – schätzungsweise maximal 5 Gramm – was also den heutigen medizinischen Empfehlungen entspricht.

Erst mit der Einführung des Ackerbaus und der Notwendigkeit, Salz zur Konservierung zu verwenden, nahm auch der Salzkonsum zu. Heute nehmen wir deswegen zwei- bis dreimal so viel Kochsalz mit der Nahrung auf wie unsere Vorfahren. Es wird geschätzt, dass der Kochsalzkonsum bis ins 19. Jahrhundert auf täglich bis zu 18 Gramm anstieg – eine Menge, die in einigen Regionen auch heute noch durchaus üblich ist.

Eine vegetarische Ernährung ist nicht automatisch salzärmer.

Übrigens führt ein Wechsel zu rein vegetarischen Lebensmitteln nicht zwangsläufig zu einer deutlich kochsalzärmeren Ernährung, da viele der entsprechenden Ersatzprodukte ebenfalls reichlich mit Kochsalz gewürzt sind. Beispiel: Ein veganes Kochschinkenersatzprodukt weist einen ähnlich hohen Natriumgehalt wie tierischer Kochschinken auf, gleichwohl gibt es je nach Hersteller auch Produkte mit vergleichsweise deutlich reduziertem Salzgehalt.

Um Kochsalz reduzieren zu können, ist es also wichtig zu wissen, in welchen Lebensmitteln besonders viel enthalten ist. Es liegt nahe, dass vor allem industriell verarbeitete Lebensmittel wie Schnellgerichte, Snacks, Backwaren, Käse, Fleisch- und Wurstwaren eher zu meiden sind. Die Menge des enthaltenen Salzes wird durch die Angabe des Natriums auf den Etiketten deklariert.

Kochsalz- und Zuckerkonsum sollten auf ein natürliches Maß reduziert werden.

Natriumgehalt von Lebensmitteln – und Alternativen

JE 100 g	NATRIUMGEHALT (mg)	ALTERNATIVE (JE 100 g)	NATRIUMGEHALT (mg)
Speisesalz	38.000	salzreduzierte Gemüsebrühe	ca. 500
Kochschinken	965	veganer Kochschinken	ca. 560–840
Kasseler	958	Leberkäse	599
Frankfurter Würstchen	1180	Bockwurst	700
Salami	2130	Gelbwurst	640
Gorgonzola	1400	Hüttenkäse	230
Schafskäse	1300	Mozzarella	500
Matjeshering	2500	Flunder	481
Weizenmischbrot	553	Pumpernickel	370
Curryketchup	2300	Mayonnaise	481

Der Ersatz von reinem Speisesalz durch in Apotheken erhältliche Ersatzsalze oder sogenannte Blutdrucksalze muss kritisch betrachtet werden, da in diesen Produkten der Natriumanteil zwar reduziert, jedoch durch das Bittersalz Kalium ersetzt wird. Kalium wiederum ist bei eingeschränkter Nierenfunktion bisweilen bereits zu hoch im Körper konzentriert. Eine weitere Erhöhung des Kaliumspiegels kann zu lebensgefährlichen Herzrhythmusstörungen und zum plötzlichen Herztod führen. Bitte besprechen Sie sich daher mit Ihrem Arzt oder Ihrer Ärztin, bevor Sie Ersatzsalze verwenden.

Als Grundregel, um den Kochsalzgehalt in der Ernährung zu reduzieren, gelten drei Prinzipien:

- Weg mit dem Kochsalzstreuer auf dem Esstisch. Ebenso verschwinden Saucen wie Tomatenketchup oder Sojasauce, da diese Saucen Kochsalzkonzentrationen aufweisen.
- Stoppen Sie das Kochsalz in der Küche und ersetzen Sie es durch kochsalzarme Gemüsebrühe. Dies mag etwas schwieriger werden, da hier eine Übereinkunft in der Familie und mit dem Küchenchef erzielt werden muss. In den ersten Tagen erscheint das Essen zwar fade, aber sobald sich die Salzgeschmacksrezeptoren an den niedrigeren Kochsalzgehalt im Essen gewöhnt haben, meist nach ca. vier Wochen, schmeckt das Essen wieder.
- Kaufen Sie bewusst ein und vermeiden Sie industriegefertigte Nahrungsmittel soweit möglich.

In diesem Zusammenhang muss noch auf einen weiteren Aspekt des Salzkonsums eingegangen werden: Natrium ist nicht nur im klassischen Speisesalz vorhanden. Es findet quasi gut versteckt zunehmend Verwendung als Natriumphosphat (E399) – einem anderen Salz, das sich in industriell hergestellten Lebensmitteln als Säureregulator findet, als Schmelzsalz oder die Konsistenz festigende Zutat. Zwar ist die Gesamtmenge von E399 zumeist deutlich geringer als beim klassischen Kochsalz, aber für nierenkranke Menschen, bei denen die Phosphatausscheidung gestört ist, kann es schnell zu einer Phosphatüberladung im Körper kommen.

Strategien gegen zu viel Zucker

Auch wenn Sie nicht zuckerkrank sind, also nicht an einem Diabetes mellitus leiden, ist ein übermäßiger Zuckerkonsum schädlich für die Nieren, da der Zucker über die Vermehrung harnpflichter Harnsäure eine vermehrte Belastung darstellt.

> Pro Tag sollten nicht mehr als 50 Gramm reinen Zuckers einschließlich Fruchtzucker konsumiert werden.

Der Zuckerkonsum pro Kopf ist von 28,1 Kilo jährlich im Jahr 1950 permanent angestiegen, laut Bundesministerium für Ernährung und Landwirtschaft auf 33,8 Kilo im Jahr 2020. Das entspricht einer Steigerung von 20 Prozent. Ursachen dafür sind in erster Linie Unmengen gesüßter Getränke – angefangen vom Zucker im morgendlichen Kaffee bis hin zu Limonaden, Soft- und Colagetränken. Beim Zuckerkonsum macht es auch keinen Unterschied, ob wir Zucker oder Fruchtzucker (Fruktose) zu uns nehmen. Beide sind gleichermaßen schädlich und erhöhen die Wahrscheinlichkeit für Fettleibigkeit und Herz- und Kreislauferkrankungen.

Daher ist es wichtig, dass Sie Strategien entwickeln, den Zuckerkonsum in der täglichen Ernährung wieder zu senken. Pro Tag sollte die Zufuhr reinen Zuckers einschließlich Fruchtzucker maximal 50 Gramm betragen. Hauptanteil an einer übermäßigen Zuckeraufnahme haben neben gesüßten Getränken auch Brot- und Backwaren, Desserts oder die vermeintlich gesunden Frühstückscerealien. Von den Naschereien zwischendurch ganz zu schweigen.

Zuckergehalt von Lebensmitteln

1 Stück Würfelzucker	3 g
150 ml Orangensaft	12 g
300 ml Apfelschorle	15 g
300 ml Cola	24 g
100 g Eiscreme	21 g
1 kleines Buttercroissant (75 g)	6 g
100 g Currywurst	15 g
100 g Kinderschokolade	53 g
100 g Erdbeerjoghurt	13 g

Da kommt schnell einiges an Zucker zusammen, ohne dass es uns wirklich bewusst wird. Wer auf süßen Geschmack nicht verzichten will, kann auf Zuckerersatzstoffe ausweichen. Neben den künstlichen Süßstoffen Sucralose, Aspartam und Saccharin gibt es inzwischen auch natürliche, nicht zuckerbasierte Süßmittel wie beispielsweise Stevia (Honigkraut, E960) und Erythrit (E968).

Der günstige Effekt dieser Ersatzstoffe auf das Körpergewicht und den Zuckerstoffwechsel wurde wiederholt in wissenschaftlichen Studien belegt. Nebenwirkungen, die immer wieder diskutiert werden, fanden sich bislang nicht.

Prüfen Sie außerdem, ob Sie besonders zuckerhaltige Lebensmittel weggelassen können. Erstellen Sie beispielweise eine Liste über Ihren täglichen Zuckerkonsum, notieren Sie auch alle Süßgetränke und Süßigkeiten. Prüfen Sie dann nach zwei Wochen, ob Ihnen die Reduktion im Zuckerkonsum, die Sie sich vorgenommen haben, auch wirklich gelungen ist? Wenn Sie merken, dass Sie trotz all der guten Vorsätze alleine einfach nicht weiterkommen, beraten Sie sich insbesondere auch mit Ihrem Hausarzt oder Ihrer Nieren- und Ernährungsspezialistin über weitere Strategien, Zucker einzusparen.

Beispiel: Meine Liste zur Vermeidung und Ersetzung von Zucker

Schreiben Sie alle Getränke mit dem jeweiligen Zuckergehalt für einen typischen Tag auf.

DATUM/ZEIT	GETRÄNK	MENGE (ml)	ZUCKER GESAMT (g)

Schreiben Sie alle Süßigkeiten mit dem geschätzten Zuckergehalt für einen typischen Tag auf.

DATUM/ZEIT	SÜSSIGKEIT	MENGE (g/STÜCK)	ZUCKER GESAMT (g)

- Identifizieren Sie besonders zuckerhaltige Lebensmittel und prüfen Sie, ob diese weggelassen werden können. Ersetzen Sie Zuckerzugaben zu Getränken durch Süßstoffe.
- Wiederholen Sie die Abfrage von Getränken und Süßigkeiten nach zwei Wochen und prüfen Sie, ob Ihr Zuckerkonsum weniger wird.

Eiweiß ist lebensnotwendig, belastet jedoch in hohen Mengen die Nieren – auf Menge und Zusammensetzung achten!

Eiweiß je nach Stadium reduzieren

Drei Ausgangssituationen sind hier zu unterscheiden:

1. Ihre Nierenfunktion ist gar nicht, mild oder höchstens moderat eingeschränkt, der Nierenfilter ist dicht für Körpereiweiße (keine oder nur eine kleine Proteinurie). Weitere Stoffwechselerkrankungen liegen nicht vor.
2. Ihre Nieren sind in ihrer Funktion stärker eingeschränkt (eGFR < 40 ml/min), dennoch liegt kein größerer Eiweißverlust vor.
3. Unabhängig vom Grad der Nierenfunktionsbeeinträchtigung findet sich ein bedeutender Eiweißverlust über den Nierenfilter (große Proteinurie).

Im ersten Fall kann die Niere in aller Regel eine normale Eiweißbelastung gut kompensieren. Dennoch sollte keine übermäßige Proteinzufuhr, z. B. in Form von Proteinshakes, erfolgen. Das kann eine Hyperfiltration und schnelleren Verschleiß begünstigen.

Im zweiten Fall, der stärkeren Nierenfunktionseinschränkung, kann die zunehmend verminderte Ausscheidung insbesondere von Harnstoff als Abbauprodukt von Eiweiß verstärkt auch zu einem entzündlichen Geschehen führen. Daher muss unbedingt die Eiweißzufuhr berücksichtigt werden. Erfolgt in diesen Fällen keine diätische Beratung und ernähren sich die betroffenen Nierenpatientinnen und -patienten mit einer hinsichtlich des Tagesenergiebedarfs erhöhten Eiweiß- und verringerten Kohlenhydratzufuhr, resultiert daraus ein rascher Anstieg des Harnstoffs im Blut.

Um eine ausgeglichene Energiebilanz aufzuweisen, benötigen die meisten Patientinnen und Patienten eine täglich reduzierte Eiweißzufuhr mit 0,5 bis 0,6 Gramm Eiweiß pro Kilogramm Körpergewicht. Die noch fehlende Energiezufuhr muss über Kohlenhydrate und Fette abgedeckt werden.

Zuletzt möchte ich noch die dritte Situation beschreiben, bei der zwar die Nierenfunktion an sich noch normal sein kann, jedoch lässt der Filter massenhaft Eiweiß in den Urin, nephrotisches Syndrom genannt. Hier gilt, dass es sogar schädlich ist, Eiweiß zusätzlich zuzuführen. Stattdessen sollten auch hier nur maximal 0,8 Gramm Proteine pro Kilogramm Körpergewicht und Tag aufgenommen werden (plus die im Urin verlorene Menge Eiweiß).

Makronährstoffbedarf bei chronischer Nierenerkrankung

Makronährstoffe liefern dem Körper Energie, die drei Grundbausteine der Ernährung sind Kohlenhydrate, Fette und Proteine. Bei Niereninsuffizienz sollte eine Energiezufuhr von täglich 30 bis 35 Kilokalorien (kcal) pro Kilogramm Körpergewicht (kgKG) angestrebt werden, abhängig von Gewicht, anderen Vorerkrankungen und dem jeweiligen Stadium der Erkrankung.

Proteine: 0,6 g/kgKG/Tag
(je nach Situation auch 0,8–1,0 g/kgKG/Tag)
Kohlenhydrate: 3,0–4,0 g/kgKG/Tag
Fette: 0,8–1,2 g/kgKG/Tag

Verschiedene Forschergruppen haben in den vergangenen Jahrzehnten die Wichtigkeit einer eiweißarmen Diät für den glomerulären Schutz der Nieren aufzeigen können. Daraus haben sich Diäten für Nierenpatientinnen und -patienten entwickelt, wie die Giovanettidiät, benannt nach dem gleichnamigen Wissenschaftler. Diese basiert auf einer reduzierten Eiweißzufuhr von insgesamt circa 20 Gramm am Tag. Weiterhin sind überwiegend Kohlenhydrate etwa in Form von Nudeln vorgesehen. Eine weitere klassische Diät bei Nierenerkrankungen ist auch die Kartoffel-Ei-Diät, bei der täglich eine Speise aus Kartoffeln und Ei hergestellt und eingenommen wird.

Mit solchen Eiweißdiäten hatte man es in der Vergangenheit geschafft, auch Menschen mit der Situation einer hochgradigen Nierenfunktionseinschränkung und einer Filtrationsrate (eGFR) von unter 5 Millilitern pro Minute am Leben zu erhalten. Die Kehrseite: Beide Diätformen sind jedoch mit einem hohen Risiko für eine Mangelernährung (!) verbunden, weswegen sie heute in ihrer ursprünglichen Form nicht mehr empfohlen werden.

In der modernen Nierenmedizin kommen zusätzlich Nahrungsergänzungsmittel zum Einsatz.

In der modernen Nierenmedizin nutzt man abgewandelte Formen von Eiweißdiäten und gibt zusätzlich Nahrungsergänzungsmittel (siehe ab Seite 87), um Mangelerscheinungen vorzubeugen. Auf diese Weise kann der Nierenfunktionsverlust verlangsamt und oft auch der Zeitraum bis zur Dialysepflicht hinausgezögert werden.

Wichtig: Diäten müssen bei einer fortgeschrittenen Nierenfunktionsstörung immer ärztlich begleitet werden! Besondere bilanzierte Diäten (Diäten für Menschen, die einen speziellen Nährstoffbedarf haben) bei fortgeschrittener Niereninsuffizienz in Form von Trinknahrung sind beispielsweise: Fresubin renal mit einem Proteingehalt von 3 Gramm pro 100 Milliliter oder Restoric nephro prae mit einem Proteingehalt von 8 Gramm pro 100 Milliliter. Diese Diäten sollen einer Mangelernährung vorbeugen, die Kosten werden bei entsprechender Indikation von den Krankenkassen erstattet.

Mehr Ballaststoffe

Ballaststoffe unterstützen bei der Entgiftung und sind gut für den Darm.

Diäten von Nierenkranken sollten außerdem ballaststoffreich sein, da es sich in Studien gezeigt hat, dass eine ballaststoffreiche Ernährung günstige Effekte auf die Ausscheidung von Giftstoffen über den Darm hat. Auch einer eingeschränkten Darmtätigkeit kann entgegengewirkt werden.

Laut Deutscher Gesellschaft für Ernährung e.V. (DGE) sollte die Mindestmenge an täglicher Ballaststoffzufuhr bei 30 Gramm liegen. Unterschieden werden lösliche Ballaststoffe wie Pektine,

Inulin oder Oligofruktose, wobei es sich um Mehrfachzucker aus Pflanzen handelt, die im Darm Wasser aufnehmen und für die Darmbakterien gut verdaubar sind. Die zweite große Gruppe sind unlösliche Ballaststoffe aus pflanzlichen Zellwandbestandteilen (z. B. der Zellulose), die schwer verdaubar sind, aber die Darmtätigkeit anregen können.

Ballaststoffgehalt ausgewählter Lebensmittel je 100 g

Flohsamenschalen	75 g
Sonnenblumenkerne	63 g
Leinsamen	35 g
Mais	10 g
Haferflocken	9,5 g
Grünkohl	4,8 g

Wichtige Nahrungsergänzungen

Sinkt die Nierenfunktion unter eine Filtrationsrate (eGFR) von 40 Millilitern pro Minute (Stadium 3b), kann es zu Mangelerscheinungen bei der Versorgung mit wichtigen Vitaminen und Eisen kommen. Ab eGFR weniger 20 Milliliter pro Minute muss mit einer Minderversorgung auch mit essenziellen Aminosäuren gerechnet werden – auch weil die schleichende Urämie und der Anstieg harnpflichtiger Substanzen im Organismus zu einem verminderten Appetit und reduzierter Nahrungsaufnahme führen.

Eisenmangel beheben

Oft tritt zunächst eine latente, später eine manifeste Eisenmangelversorgung ein, die eine zusätzliche Gabe von Eisenpräparaten sinnvoll macht. Eine Blutuntersuchung auf Ferritin, Transferrin und die Transferrinsättigung für den Eisenhaushalt, weiterhin die

Werte für Vitamin B12 und Folsäure können frühzeitig einen Mangel anzeigen.

Serumferritin ist ein Maßstab für den Füllungszustand der Eisenspeicher im Körper, Transferrin ist der Transporter, mit dessen Hilfe das Eisen durch die Blutbahn zur Körperzelle transportiert wird. Und die Transferrinsättigung (TSAT) wiederum gibt Auskunft darüber, wie gut diese Eisentransporter beladen sind beziehungsweise wie es folglich um die Versorgung im Organismus bestellt ist.

Ein frühzeitiger Einsatz von Nahrungsergänzungsmitteln mit Eisen und den wasserlöslichen Vitaminen der B-Gruppe sowie Vitamin C kann möglicherweise eine nierenbedingte Blutarmut, Nervenschäden oder die schnellere Alterung der Haut verzögern. Der tägliche Eisenbedarf bei chronischer Nierenerkrankung liegt je nach individueller Situation und Aufnahmefähigkeit bei 40 bis 200 Milligramm pro Tag.

Je weiter fortgeschritten die Nierenerkrankung ist, desto mehr Eisen wird vom Körper benötigt.

Je weiter fortgeschritten die Nierenerkrankung ist, desto mehr Eisen wird vom Körper benötigt, um die Blutbildung aufrechtzuhalten. Je nach Stadium reicht es oft noch aus, hin und wieder die Eisenzufuhr durch Tabletten oder eisenhaltige Säfte zu erhöhen (in den Stadien 3 und 4). Hier kann ich Ihnen alle apothekenpflichtigen handelsüblichen Präparate uneingeschränkt empfehlen (z. B. Ferro Sanol, Ferrogamma, Tardyferon, Lösferron, Eisen Verla, Produkte von Lomapharm, AbZ und Ratiopharm). Die Dosis richtet sich nach dem vom Arzt oder der Ärztin festgestellten Eisenmangel, gemessen am Speichereisen Ferritin und dem Transporteisen Transferrin im Blut.

Beachten Sie, dass Eisenpräparate Verdauungsprobleme verursachen können. Sie sollten möglichst auf nüchternen Magen und mit Vitamin-C-haltigen Säften (z. B. Orangensaft) eingenommen werden. Eisenpräparate können allerdings die Aufnahme von anderen Medikamenten behindern, so z. B. das Schilddrüsenmedikament L-Thyroxin. Daher muss hier mindestens eine Stunde Abstand zwischen beiden Einnahmen gewahrt werden. Hat Ihr Arzt oder Ihre Ärztin einen Eisenmangel festgestellt, bezahlen auch die Krankenkassen das eigentlich rezeptfreie Medikament.

Vitamin C und B-Vitamine

Weiterhin wird die Gabe von Vitamin C und einem Kombinationspräparat für die B-Vitamine empfohlen. Hintergrund ist, dass der Körper von chronisch Nierenkranken durch den schleichenden Anstieg von Blutgiften einem erhöhten oxidativen Stress ausgesetzt ist. Vitamin C kann hier neutralisierend wirken. Unglücklicherweise fördert aber eine übermäßige Zufuhr von Vitamin C gleichzeitig die Ansammlung von Oxalsäure im Gewebe und begünstigt so Verkalkungen in der sowieso schon geschädigten Niere.

Aktuell wird daher für eine vorsichtige Zufuhr von Vitamin C für täglich 90 Milligramm für Männer und 75 Milligramm für Frauen plädiert. Frei verkäufliche Präparate mit Vitamin C enthalten in der Regel relativ hochdosiertes Vitamin C, das bei dauerhafter Einnahme im fortgeschrittenen, nicht dialysepflichtigen Niereninsuffizienzstadium schädlich sein kann. Beraten Sie sich also auch hier unbedingt mit Ihrer Ärztin und Ihrem Arzt.

Zur Gruppe der B-Vitamine gehören Vitamin B1 (Thiamin), B2 (Riboflavin), B3 (Niacin), B5 (Pantothensäure), B6 (Pyridoxin), B8 (Biotin), B9 (Folsäure) und B12 (Cobalamin). Ein funktioneller Thiaminmangel kommt ab dem vierten Stadium einer Niereninsuffizienz, bei Diabetikern aber auch schon früher vor. Typische Symptome des Thiaminmangels: Herzmuskel- und Hirnleistungsschwäche.

Unklarer ist die Situation bei Nierenpatientinnen und -patienten für Riboflavin, welches zur Stabilisierung unserer Zellerbinformation notwendig ist. Niacin benötigt unser Organismus als wichtigen Vermittler bei allen zellulären Energieprozessen. Dies ist besonders wichtig in den Nierentubuli. Eine Unterversorgung mit Vitamin B3 führt daher zu einem schnelleren Nierenfunktionsausfall.

Eisen- und Vitaminpräparate werden bei fortgeschrittener Niereninsuffizienz durch die Krankenkassen erstattet.

Die Pantothensäure ist Bestandteil des Coenzyms A, das viele biochemische Reaktionen im Körper beschleunigt, z. B. die Bildung von Hormonen. Pyridoxin wird für den Eiweißstoffwechsel benötigt. Ein Mangel drückt sich durch Nervenschäden, schuppende Hautausschläge und Ekzeme an Lippen und im Mund aus.

Biotin ist für den Kohlenstoff-, Eiweiß- und Fettstoffwechsel erforderlich. Ein Mangel dieses nur in sehr geringer Konzentration im Körper vorhandenen Vitamins kann Hautveränderungen, Haarausfall, Ermüdbarkeit, niedrigen Blutdruck und Fettstoffwechselstörungen verursachen. Bei Nierenkrankheit kommt es über eine Störung der Nierentubuli zu vermehrtem Verlust dieses Vitamins.

Folsäure und Vitamin B12 sind essenziell für die Blutbildung und Nervenfunktion. Nierenpatientinnen und -patienten erhalten diese Vitamine entweder aufgrund einer eingeschränkten Diät oder wenn sie bereits im Dialysestadium sind. Gegeben wird in der Regel eine Kombinationskapsel, z. B. Dreisavit, Renavit, Carenal oder Vitarenal. Darin sind die Vitamine in einer optimierten Dosierung enthalten.

Aminosäuren für die Körpereiweiße

Bei starker Einschränkung der Nierenfunktion und wenn Sie eiweißreduziert essen ist auch der zusätzliche Ersatz von Aminosäuren – den Bausteinen für unsere Körpereiweiße – zur Vermeidung schwerer Stoffwechselstörungen notwendig. Es werden essenzielle und nichtessenzielle Aminosäuren unterschieden. Allen ist gemeinsam, dass sie sich als kleine Moleküle, die jeweils eine Stickstoff- und eine Karbonsäuregruppe enthalten, zu größeren Einheiten verbinden und die Körpereiweiße (Proteine) aufbauen können.

Unsere Körpereiweiße sind aus 21 Aminosäuren aufgebaut, von denen wir neun nicht selber herstellen können: Histidin, Isoleucin, Leucin, Lysin, Methionin, Phenylalanin, Threonin, Tryptophan und Valin. Daher müssen diese Aminosäuren auf jeden Fall mit der Nahrung zugeführt werden.

Reduziert man künstlich die Eiweißzufuhr wie bei einer speziellen eiweißreduzierten Diät nierenkranker Menschen, verringert sich auch die Zufuhr dieser essenziellen Aminosäuren und es kommt schnell zu schweren Mangelerscheinungen. Bei Nierenkrankheiten ist zusätzlich auch der Stoffwechsel der nichtessenziellen Aminosäuren behindert. Die Folge ist ein Abbau von Strukturproteinen im Körper, wenn die fehlenden Aminosäuren nicht durch Nahrungsergänzungsmittel ersetzt werden.

Eine verringerte Zahl essenzieller Aminosäuren führt schnell zu schweren Mangelerscheinungen.

Interesse erweckten in der letzten Zeit vor allem Ketoanaloga (z. B. Ketosteril, Ultramin). Mithilfe dieser Präparate können dem Körper die lebensnotwendigen Aminosäuren in einer verbesserten Verfügbarkeit für den Stoffwechsel bei gleichzeitig fehlender Harnstoffbelastung zur Verfügung gestellt werden. Ergebnisse wissenschaftlicher Studien hierzu zeigten, dass damit eine streng eiweißreduzierte Ernährung und die Dialysepflicht hinausgezögert werden konnten.

Wie bei jeder Behandlung kommt es aber auf die richtige Dosierung an, die eng mit dem behandelnden Nierenarzt überwacht werden sollte. Eine übermäßige Zufuhr einzelner essenzieller Aminosäuren kann zu Nerven-, Nieren- und Leberschäden führen.

Nahrungsergänzungsmittel mit Aminosäuren sind in Tabletten- und Pulverform auf dem Markt rezeptfrei erhältlich. Sie sollten nüchtern eingenommen werden. Menschen mit Schluckbeschwerden sollten die Pulverform bevorzugen. Achten Sie immer darauf, mit der Einnahme genügend Flüssigkeit aufzunehmen.

Spurenelemente wie Zink müssen übrigens selten durch Nahrungsergänzungen substituiert werden, da sie in entsprechender Dosierung in der üblichen mitteleuropäischen Ernährung und auch in den bilanzierten Diäten für Nierenkranke ausreichend enthalten sind. Ein Hinweis für einen Ersatz kann jedoch der erhöhte Verlust des Spurenelements bei Behandlung mit hochdosierten harntreibenden Mitteln sein. Hinweise auf einen Zinkmangel: vermehrter Haarausfall, Haut- und Schleimhautschäden, verzögerte Wundheilung und erhöhte Reizbarkeit oder depressive Verstimmungen.

Schutz der Blase und Harnwege

Cranberry: Schutz der Blase und Harnwege Ein großes Problem bei Patientinnen und Patienten mit chronischer Nierenfunktionsstörung stellen wiederholte Harnwegsentzündungen dar (siehe Seite 44). Dieses Problem ist umso gravierender bei Patientinnen und Patienten, die zusätzlich Immunsuppressiva einnehmen und bei denen die allgemeine Infektabwehr geschwächt ist.

Vorbeugung vor Harnwegsinfektionen schützt auch vor Nierenfunktionsverlust.

Tritt bei Männern mit chronischer Nierenschwäche eine Harnwegsentzündung auf, sollte immer auch eine mögliche Harnabflussstörung ärztlich ausgeschlossen werden. Harnabflussstörungen sind ein häufiges Problem bei Männern in den Wechseljahren (Andropause), bei vielen vergrößert sich mit der Hormonverschiebung die Vorsteherdrüse (Prostata). Kommt es dadurch zu einer Nierenstauung, ist dies ein eigener Risikofaktor für einen schnellen Nierenfunktionsverlust.

Bei Frauen misst die Harnröhre nur drei Zentimeter im Vergleich zu rund 20 Zentimetern beim Mann. Harnröhre und Harnröhrenmündung liegen also räumlich sehr nah zum After. Harnwegsinfektionen (HWI) sind bei Frauen besonders häufig, da Erreger durch eine falsche Toilettenhygiene rasch vom Darmausgang in die Harnröhre gelangen können. So finden sie ihren Weg, um sich schließlich an die Blasenschleimhaut zu heften, die Folge: Reizung und Entzündung.

Die Einnahme von Cranberrysaft oder -kapseln soll die Anheftung der Darmbakterien an die Blasenwand verhindern und so wiederkehrende Harnwegsinfektionen vermeiden. Die enthaltenen Pflanzenstoffe, Proanthocyanidine genannt, sollen für diese Wirkung verantwortlich sein. Obgleich dieser theoretische Ansatz nachvollziehbar ist, konnte in zahlreichen Untersuchungen keine klare Empfehlung gegeben werden. Dennoch ist die Einnahme von Cranberry einen Versuch wert: Nehmen Sie dafür täglich zwei- bis dreimal 250 Milliliter 30-prozentigen Biosafts ein oder zwei bis drei Cranberrytabletten (je 500 mg).

Vor allem bei wiederholter HWI sind vorbeugende Maßnahmen wichtig: Männer wie Frauen sollten auf einen erhöhten Flüssigkeitsumsatz achten, da häufigeres Wasserlassen die Anzahl von Harnwegsinfektionen vermindert. Auch ist verstärkt auf die Hygiene zu achten: Frauen sollten nach dem Wasserlassen von vorne nach hinten (!) statt von hinten nach vorne abwischen. Auch nach dem Geschlechtsverkehr sollten Frauen möglichst regelmäßig ihre Blase entleeren, um eingedrungene Bakterien wieder auszuscheiden.

Auch Männer sollten eine regelmäßige Hygiene betreiben und täglich ihr Glied mit einer pH-neutralen Seife auch unter der Vorhaut waschen. Wichtig: Übertriebene Pflege kann jedoch die Haut reizen und das Eindringen von Krankheitskeimen begünstigen.

Natürlicher Einfachzucker D-Mannose Einen ähnlichen Wirkansatz wie Cranberry verfolgt D-Mannose (Femannose). Es handelt sich um einen körpereigenen Einfachzucker, der anders als üblicher Nahrungszucker nicht verstoffwechselt, sondern über die Nieren in die Blase gespült wird. Dort soll er bei gleichzeitiger Aufnahme von ausreichend Flüssigkeit vorhandene Bakterien wie ein Schwamm binden und so verhindern, dass sich Bakterien in der Blasenschleimhaut festsetzen.

Studienergebnisse belegen, dass Frauen, die täglich zweimal jeweils 1 Gramm D-Mannose zu sich nehmen, weniger HWIs haben als Frauen, die keine Vorbeugung betreiben. Auch mit D-Mannose kann daher aufgrund der guten Verträglichkeit ein Behandlungsversuch empfohlen werden.

Sollte bei Ihnen die Notwendigkeit bestehen, einen Blasenkatheter zu tragen, sind Harnwegsinfektionen leider keine Seltenheit. Treten sie öfter auf, sollte der Katheter häufiger gewechselt werden. Auch tägliche Blasenspülungen mit 30 bis 60 Milliliter Gentamycinlösung – mit 480 Milligramm des Wirkstoffs in einem Liter steriler 0,9prozenitger Kochsalzlösung – haben sich bewährt. Bei diesen Spülungen wird das eigentlich nierengiftige Gentamycin nicht in den Körper aufgenommen und kann so auch keinen Nierenschaden auslösen.

Maßnahmen zur Vermeidung von Harnwegsentzündungen

MASSNAHME	MÄNNER	FRAUEN
Kleidung	Keine beengende, luftundurchlässige Unterwäsche Vermeiden von nasser Kleidung	Keine beengende, luftundurchlässige Unterwäsche Vermeiden von nasser Kleidung
Hygiene	Warme pH-neutrale Seifenlauge Tägliches Waschen auch unter der Vorhaut Übertriebenes Waschen mit speziellen Pflegeprodukten vermeiden	Warme pH-neutrale Seifenlauge Abwischen nach jedem Toilettengang von vorn nach hinten Duschen statt Baden
Blasenentleerung	Häufig, Vermeiden von Harnverhalt	Häufig, besonders nach dem Geschlechtsverkehr
Flüssigkeitsumsatz	Möglichst 1,5 l täglich	Möglichst 1,5 l täglich
Medikamente	Ggf. Prostatamittel	D-Mannose, Cranberry?

Bitte nehmen Sie das Thema der Harnwegsinfekte nicht auf die leichte Schulter: Chronische, seit Jahren bestehende HWIs sind nachweislich mit einem erhöhten Risiko auch für ein Blasenkarzinom verbunden. Rezidiven gilt es also in jedem Fall unbedingt vorzusorgen.

Nierengesund auch am Arbeitsplatz

Klassische Gefährdungen der Nierengesundheit am Arbeitsplatz sind heute durch die allgemeinen Arbeitsschutzvorschriften meist nicht mehr gegeben. So erlaubt glücklicherweise die Arbeitsschutzbestimmung hierzulande nicht mehr, dass Arbeitnehmer nierentoxischen Substanzen wie Silikatstäuben und bestimmten Chemikalien ausgesetzt werden, die in anderen Ländern noch in der Landwirtschaft oder Industrie zum Einsatz kommen.

> Verstecken Sie Ihre Krankheit nicht und beraten Sie sich rechtzeitig mit Ihrer Ärztin und gegebenenfalls auch dem Arbeitgeber.

Trotzdem gibt es einiges zu beachten, wenn Sie mit einer chronischen Nierenerkrankung an Ihren Arbeitsplatz zurückkehren. Deutschland ist ein Dienstleistungsland, und unsere Arbeitsplätze sind gekennzeichnet durch Arbeitsverdichtung, hohe Konzentrationsanforderungen und oft auch Akkordarbeit. Patienten und Patientinnen mit einer Nierenschwäche weisen je nach Grad der Funktionseinschränkung eine verminderte Konzentrationsfähigkeit oder mangelnde Ausdauer auf. Diese Symptome treten vor allem bei mittel- bis höhergradigen Nierenfunktionseinschränkung (ab Stadium 3b) auf.

Spätestens zu diesem Zeitpunkt sind zwei Tipps hilfreich:

1. Sprechen Sie mit Ihrem Arzt oder Ihrer Ärztin und dem Versorgungsamt, um eine Schwerbehinderung zu beantragen.
2. Weihen Sie Ihren Arbeitgeber in Ihre Erkrankung ein, wenn Sie auch weiter in Ihrem Job tätig bleiben möchten.

Auch bei einer noch besseren Nierenfunktion kann unter Umständen die Arbeitsleistung durch die Nierenstörung beeinträchtigt sein, beispielsweise, wenn die Nierenfilter bereits hohe Mengen an Eiweiß ausscheiden. In diesen Fällen kommt es zunehmend zum Abbau von Muskelmasse und Einlagerungen von Wasser im Gewebe. Auch hier können ein Gespräch mit dem zuständigen Versorgungsamt und die Erteilung einer Schwerbehindertenbescheinigung den Arbeitsplatz sichern.

> Der erste Gang führt Sie immer zu Ihrer Ärztin und Ihrem Arzt, denn sie wissen am besten, welcher Grad der Behinderung vorliegt.

Der erste Gang führt Sie immer zu Ihrer Ärztin und Ihrem Arzt, denn sie wissen am besten, welcher Grad der Behinderung (GdB) vorliegt. Wenn Sie mit Ihrem oder Ihrer Vorgesetzten sprechen, ist Offenheit wichtig: Schildern Sie Ihre Probleme und machen Sie deutlich, wie wichtig es Ihnen dennoch ist, trotz der Einschränkungen Ihrer Arbeit weiter nachzukommen. Nichts ist für Patientinnen und Patienten mit sich allmählich verschlechternder Nierenfunktion frustrierender, als den Anforderungen von Vorgesetzten und Kolleginnen nicht mehr gerecht werden zu können – und insbesondere auch den eigenen Erwartungen an sich selbst und die persönliche Leistungskraft.

Ich möchte Sie ermutigen, sich nicht unterkriegen zu lassen: Oft ist weniger mehr. Fühlen Sie sich schnell erschöpft, hilft mitunter schon die Einführung häufigerer Pausen oder die Reduzierung der täglichen Arbeitszeit. Wer unter einer Schichtarbeit leidet, kann mit dem Arbeitgeber besprechen, das Zeitmodell für seine Arbeitseinsätze entsprechend zu verändern.

Müssen Sie stark körperliche Arbeit verrichten, kann eine innerbetriebliche Neupositionierung sinnvoll sein, so können Sie weiterhin Ihre wertvollen Erfahrungen in den Betrieb einbringen – davon profitiert auch Ihr Arbeitgeber. Nicht zuletzt können Betriebsärztinnen oder Sicherheitsfachkräfte Sie dabei unterstützen, Ihre Arbeitsbedingungen an Ihren Gesundheitszustand anzupassen. Beispielsweise sollten bei einer mittel- bis höhergradigen Einschränkung der Nierenfunktion (ab Stadium

3b) Arbeiten bei überhöhten Temperaturen vermieden werden (mehr als 26 ° C).

Auf den Punkt gebracht: Die wichtigsten Maßnahmen

Unsere Nieren verfügen über eine große Organreserve, das heißt: Kommt es zu einer langsam fortschreitenden Niereninsuffizienz, wird diese meist erst sehr spät erkannt, wenn bereits schwere Nierenfunktionsstörungen vorliegen.

Wird eine chronische Niereninsuffizienz bei Ihnen festgestellt und kommt keine ursächliche Behandlung infrage, so zielt das Therapiekonzept auf Maßnahmen ab, die den Verschleiß der Nierenfunktion möglichst geringhalten. Es gilt also, nierenschädigende Einflüsse wie die Einnahme nierenschädigender Medikamente oder Flüssigkeitsmangel (übermäßiger Flüssigkeitsverlust in der Sauna oder auch bei Durchfallerkrankungen) deutlich zu reduzieren beziehungsweise zu meiden. Auch sollten Harnwegsinfekte und Harnabflussbehinderungen sowie Allgemeininfektionen, gegen die es Impfungen gibt, möglichst vermieden werden.

Entscheidend für eine optimale Unterstützung der Nieren ist der gut eingestellte Blutdruck, die Optimierung des Wasserhaushaltes und des Stoffwechsels. Hinzu kommt ein aktiver Lebensstil, so können beispielsweise regelmäßiger Sport und eine bewusste Ernährung das Allgemeinbefinden verbessern und den Verfall des Nierenfunktionsverlustes verlangsamen.

Wichtig: Medikamentös behandeln und aktiv den Lebensstil verbessern!

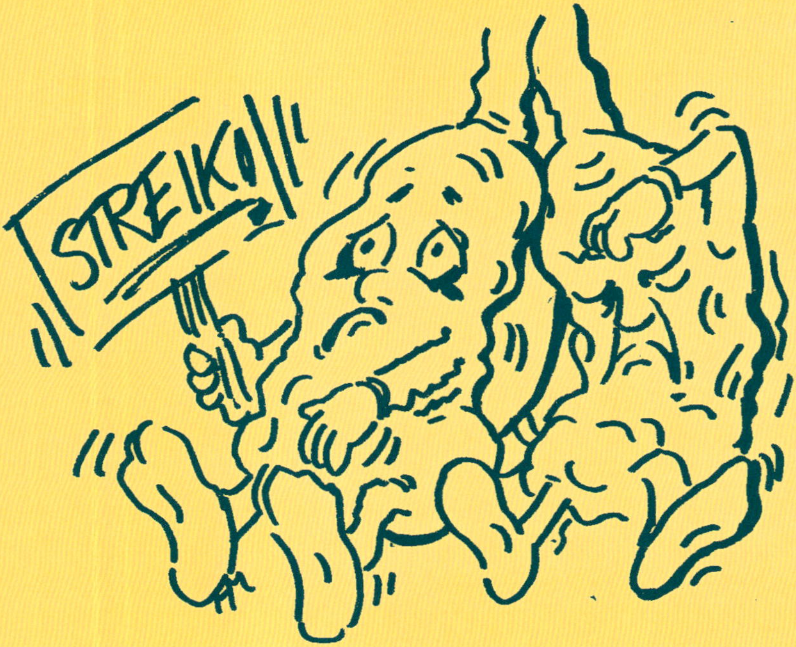
STREIK!

WENN EINE DIALYSE UNAUSWEICHLICH IST

Trotz aller modernen Behandlungsmaßnahmen und einer verbesserten Vorbeugung kann ein endgültiges Nierenversagen nicht immer verhindert werden. Zwangsläufig kommt es dann zu der Frage, welches Nierenersatzverfahren in der jeweiligen Situation richtig ist und wann es begonnen werden sollte. Eine Dialysebehandlung ist dabei immer mit einschneidenden Veränderungen im Leben verbunden, doch hilft eine gründliche Vorbereitung, Komplikationen zu vermeiden und zu verhindern, dass man sich plötzlich als Notfall auf einer Intensivstation befindet. Noch vor einigen Jahren haben Ärztinnen und Ärzte eher zu einem frühzeitigen Dialysebeginn geraten. Inzwischen weiß man, dass dies gegenüber einem späteren Beginn keinen Vorteil darstellt. Vielmehr ist die Einleitung einer Dialyse von individuellen Faktoren abhängig.

Corinna H. (31) erzählt, wie es weiterging (siehe auch Seite 26):
„Nach meinem akuten Nierenversagen erholten sich zwar die Nieren noch einmal, aber meine Filtrationsrate wurde nicht mehr so gut. Ein Jahr später war es dann so weit. Ich musste mich für eine Dialyse entscheiden. Im Dialysezentrum habe ich mir die Blutwäsche an der Maschine angesehen und jemanden getroffen, der sich selbst zuhause mit der Bauchfelldialyse behandelte. Da ich ja inzwischen eine kleine Tochter hatte, wollte ich möglichst selbständig bleiben und entschied mich ebenfalls für diese Möglichkeit. Das Erlernen war gar nicht so schwer, ich hatte dabei auch viel Unterstützung von meinem Mann. Wir richteten den Bügel- und Wäscheraum in unserer Wohnung so ein, dass ich dort ungestört meine Beutelwechsel vornehmen konnte. Das ging lange gut. Leider kam es aber irgendwann zu einer Bauchfellentzündung und ich musste auf die Hämodialyse wechseln. Jetzt fahre ich regelmäßig dreimal pro Woche in das Dialysezentrum. Dort hat man mich auch auf eine Kur geschickt, um mich an das neue Verfahren zu gewöhnen und auf eine Nierentransplantation vorzubereiten."

Formen der Dialyse

Grundsätzlich werden drei Arten des Nierenersatzes unterschieden:

- Hämodialyse = klassische Blutwäsche
- Peritonealdialyse = Bauchfelldialyse
- Nierentransplantation

Selbstverständlich wäre der sofortige Ersatz der kaputten Nieren durch eine Nierentransplantation die beste Form des Nierenersatzes. Doch kommt dies meist wegen eines fehlenden Organangebots nicht infrage und Patienten müssen leider den Weg der Dialyse gehen.

Die Dialyse ersetzt größtenteils die Funktionen der Nieren bei Menschen mit chronischer Nierenerkrankung. Hämodialyse und Peritonealdialyse übernehmen die wichtigsten Aufgaben der Nieren und entfernen Abfallstoffe, Toxine, überschüssiges Salz und Flüssigkeiten aus dem Körper. Die Dialysebehandlung stellt keinen vollständigen Ersatz aller Funktionen der Nieren dar, d. h. Sie müssen regelmäßig bestimmte Medikamente einnehmen (siehe Seite 112).

Jedes Jahr müssen in Deutschland fast 15.000 Menschen neu an die Dialyse – für viele Betroffene verständlicherweise ein Schock. Von Hilfsmitteln und Maschinen abhängig zu sein, macht vielen Angst. Gleichzeitig geht das „normale" Leben mit den familiären und sozialen Anforderungen ja weiter. Aus meiner langjährigen Praxiserfahrung kann ich Ihnen nur raten: Versuchen Sie, selbstbestimmt mit Ihrer Krankheit und der Dialyse zu leben und aktiv zu bleiben. Werden Sie Experte oder Expertin in eigener Sache und setzten Sie alles daran, eine größtmögliche Unabhängigkeit zu bewahren. Ein gutes Leben ist auch mit Dialyse möglich!

Blutwäsche

Die Hämodialyse wird entweder über einen Schlauch (Dialysekatheter) am Hals oder unter dem Schlüsselbein, der bis zum Herzen reicht, oder über eine sogenannte Fistel beziehungsweise einen Shunt am Arm (seltener auch am Bein) durchgeführt. Beim Verfahren mit Fistel oder Shunt muss jedes Mal vor der Dialyse das Blutgefäß mit einer Nadel angestochen werden. Bei einem Dialysekatheter entfällt dies.

> 95 Prozent aller Patienten in Deutschland entscheiden sich für dieses Dialyseverfahren.

Das Blut wird dann mit einem Blutverdünner (Heparin) versetzt, damit es nicht gerinnt und durch die Maschine mit Filter (Dialysator) gepumpt werden kann. Bei der Hämodialyse erfolgt die Blutreinigung mithilfe der Spülflüssigkeit (Dialysat) sowie des Abfiltrierens von überschüssigem Körperwasser. Technisch gibt es weitere Abwandlungen dieses Prinzips (z. B. Hämodiafiltration oder reine Hämofiltration). Die Behandlung dauert meist zwischen vier und sechs Stunden dreimal wöchentlich. Aufgrund des technischen Aufwands erfolgt die Behandlung in darauf spezialisierten Dialysezentren und wird dort durch ausgebildete Dialysepflegekräfte und Ärzte überwacht.

Eine Sonderform ist die Heimhämodialyse, bei der die klassische Blutwäsche mit den Vorteilen der selbstständigen Durchführung durch die Patientinnen und Patienten wie beim Peritonealdialyseverfahren verbunden wird. Voraussetzung sind eine gute Schulung und die Fähigkeit, sich selbständig die Dialysenadeln setzen zu können. Auch die Möglichkeiten aller Wasser- und Stromanschlüsse für die Maschine und die Wasseraufbereitung sowie von Hilfspersonen in der Nähe, die bei Komplikationen unterstützen können, müssen vorhanden sein.

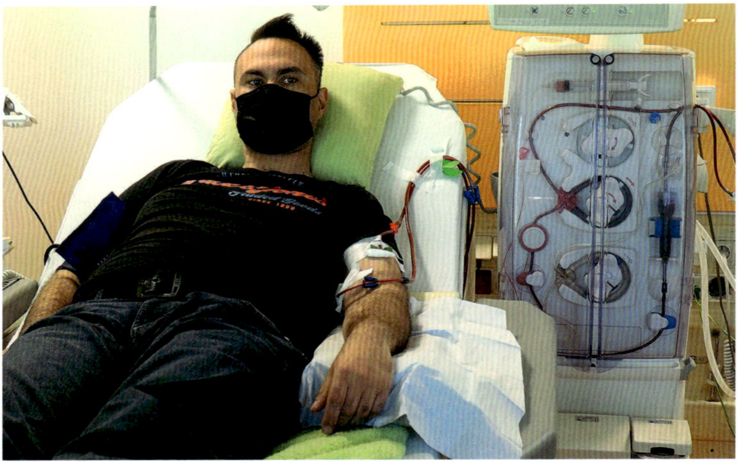

Über 70.000 Patienten nutzen heute die Hämodialyse als Standardverfahren für die „Blutwäsche" in Deutschland.

Bauchfelldialyse

Bei der Bauchfelldialyse, die auch Corinna über längere Zeit angewendet hat, wird ein dünner Plastikschlauch in der Nähe des Nabels durch die Bauchdecke in die Bauchhöhle geschoben. Am Ende dieses Schlauches befinden sich viele kleine Löcher. Eine angewärmte Spüllösung wird regelmäßig über den Schlauch in den Bauch eingefüllt und nach einer gewissen Zeit wieder abgelassen. Die abgelassene Lösung enthält dann die Blutgifte mit überschüssigem Körperwasser. Sie wird durch neue Spüllösung ersetzt – ein Austausch, den man händisch etwa viermal täglich oder mittels einer kleinen Pumpenmaschine (Cycler) während des Schlafes in der Nacht durchführen kann.

Dieses Verfahren wird besonders zu Beginn der Dialysezeit von fünf Prozent aller Betroffenen gewählt.

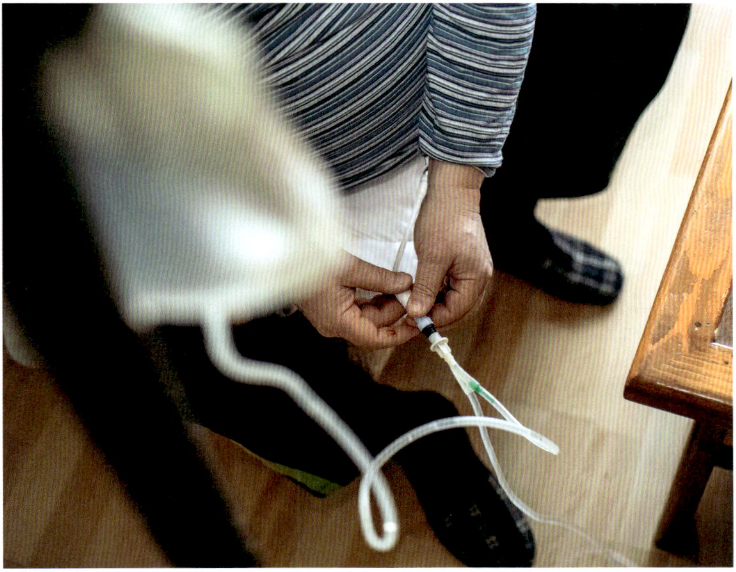

Bauchfelldialysebehandlung

Welche Dialyse passt zu mir?

Zunächst ist wichtig zu wissen, dass Hämodialyse und Peritonealdialyse ebenbürtige Verfahren sind, betrachtet man allein das Überleben betroffener Patientinnen und Patienten. Beide Verfahren stehen im ersten Jahr nach der Einleitung nicht mal einer Nierentransplantation nach. Folglich kommt es bei der Auswahl des individuell passenden Verfahrens auf weitere medizinische Faktoren und persönliche Präferenzen an.

Grundsätzlich erlauben die Peritonealdialyse sowie die Heimhämodialyse als Heimverfahren größere Selbständigkeit für Patientinnen und Patienten, wie z. B. auch im Fall von Corinna. Eine im Dialysezentrum durchgeführte Hämodialyse ermöglicht demgegenüber durch die Anwesenheit von medizinischem Personal eine engmaschigere Überwachung. Dafür muss man sich hier den organisatorischen Abläufen und vorgeschriebenen Terminen anpassen.

Einige Vor- und Nachteile mit Blick auf bestimmte medizinische Situationen sind in der Tabelle zusammengefasst.

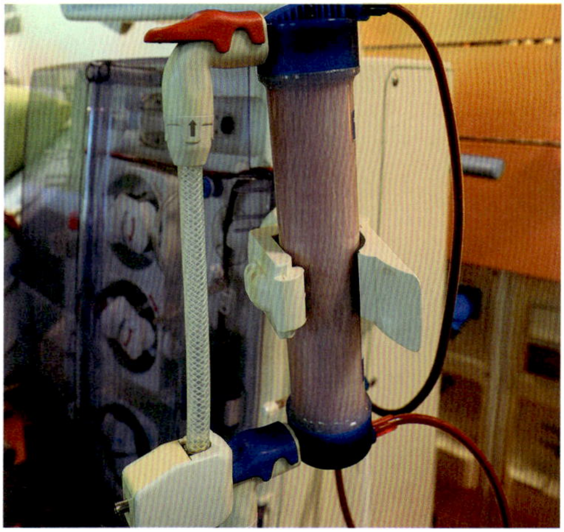

Ein Dialysator ist ein künstlicher Blutfilter, der die Funktion einer Niere übernimmt: Er reinigt auf technischem Weg das Blut.

Vor- und Nachteile der Dialyseverfahren bei bestimmten medizinischen Problemen

WELCHES VERFAHREN IST BEI BESTIMMTEN GESUNDHEITSSTÖRUNGEN BESSER GEEIGNET?	HÄMODIALYSE (HD)	PERITONEALDIALYSE (PD) ODER HEIMHÄMODIALYSE
akuter Dialysebeginn	+++	(+)
Herzschwäche, Kreislaufprobleme	-	+++
schwere Gefäßerkrankungen, Thrombose, Gefäßverschlüsse	-	+++
schwere Gerinnungsstörung, Blutungen	-	+++
schwere Adipositas (Fettleibigkeit)	++	-
Zystennierenerkrankung	+++	+
Voroperationen im Bauch, nicht operierbare Weichteilbrüche	+++	-
chronisch entzündliche Darmkrankheiten	+++	-
schwere Lungenerkrankungen (z. B. chronisch obstruktives Lungensyndrom, COPD)	+++	-
nephrotisches Syndrom	++	-

Legende: +++ Verfahren der ersten Wahl, ++ geeignet, + möglich, (+) in Deutschland kaum praktiziert (aber gelegentlich sogar der Hämodialyse überlegen), - ungeeignet

Mein Entscheidungsfragebogen

Grundsätzlich sollte die Entscheidung zunächst stets nach medizinischen Erfordernissen und erst in zweiter Linie nach Ihren persönlichen Lebensumständen und Wünschen erfolgen.

Beantworten Sie hinsichtlich persönlicher Präferenzen alle Fragen mit einem Häkchen, zählen dann die Punkteanzahl Ihrer Antworten in jeder Spalte und danach das Ergebnis aller Spalten zusammen. Die Gesamtsumme vergleichen Sie mit der Auswertung unten.

Eine Dialyse, die zu Ihnen passt

WIE STARK TREFFEN FOLGENDE AUSSAGEN ZU?	JA	NEUTRAL	NEIN
Mir ist Selbstständigkeit sehr wichtig.	☐ 3	☐ 1	☐ 0
Soziale Kontakte zu anderen Dialysepatienten sind mir wichtig.	☐ 0	☐ 1	☐ 2
Zu Hause oder im Beruf habe ich genügend Platz, um meine Behandlung selbst durchzuführen.	☐ 3	☐ 1	☐ 0
Mich (oder meinen Partner) würde ein Katheter stören.	☐ 0	☐ 1	☐ 3
Mir ist trotz Dialyse meine Nierenrestfunktion wichtig.	☐ 3	☐ 1	☐ 0
Ich bin unsicher beim Bedienen medizinischer Geräte.	☐ 0	☐ 1	☐ 3
Ich habe Angst vor Blutverdünnern.	☐ 3	☐ 0	☐ 0
Ich fahre häufig weg und bin nicht zuhause.	☐ 3	☐ 1	☐ 0
Ich fühle mich insgesamt mit meiner Erkrankung sehr unsicher.	☐ 0	☐ 1	☐ 3
Ein Katheter in meinem Bauch stört mich nicht.	☐ 3	☐ 1	☐ 0
Ich habe einen festen Tagesablauf.	☐ 0	☐ 1	☐ 3
Beruflich kann ich Fehlzeiten gut einplanen.	☐ 0	☐ 1	☐ 3
Ich habe Angst vor dem Blutabnehmen.	☐ 3	☐ 1	☐ 0
Ich kann mich an ärztliche Vorgaben gut halten.	☐ 0	☐ 1	☐ 2
Ich lebe in einer kleinen Wohnung.	☐ 0	☐ 1	☐ 2
Ich habe Probleme, die eingeschränkte Trinkmenge (bei sehr geringer Nierenrestfunktion) einzuhalten.	☐ 3	☐ 2	☐ 0
Ich möchte möglichst wenig an die Krankheit erinnert werden.	☐ 0	☐ 1	☐ 3
Ich brauche Flexibilität für meine Familie und auch im Beruf.	☐ 3	☐ 1	☐ 0
Ich habe schon ein gewisses technisches Verständnis.	☐ 3	☐ 1	☐ 0
Ich habe häufig Darmprobleme.	☐ 0	☐ 1	☐ 3
Summe			
Gesamtsumme aller Punkte			

Auswertung:

weniger als 20 Punkte

Die zentralisierte Hämodialyse ist für Sie wahrscheinlich das geeignetste Verfahren, denn hier fühlen Sie sich sicher, werden umsorgt, treffen auf gleichgesinnte Patientinnen und Patienten und erhalten regelmäßig ärztliche und pflegerische Betreuung. Allerdings sind Sie dann nicht mehr so flexibel, müssen sich an die Abläufe des Dialysezentrums anpassen und können auch nicht spontan in den Urlaub fahren.

20 bis 30 Punkte

Ihnen ist einerseits eine gewisse Flexibilität wichtig, aber Sie können sich auch gut mit Vorgaben arrangieren. Das heißt, Sie können sich praktisch frei für eines der beiden Verfahren – Hämodialyse oder Bauchfelldialyse zuhause – entscheiden, sofern keine medizinischen Gründe dagegenstehen (siehe oben). Beraten Sie sich mit Ihrem Arzt oder Ihrer Ärztin und sprechen Sie vor einer Entscheidung auch mit Patientinnen und Patienten über deren Erfahrungen mit beiden Dialyseverfahren.

über 30 Punkte

Sie tendieren eher zu einer Dialyse, die Sie selber in der Hand haben. Dabei darf Sie aber das Tragen eines kleinen Plastikschlauches nicht zu sehr stören, denn darüber entgiften Sie künftig Ihren Körper. Die ambulante Bauchfelldialyse erlaubt Ihnen maximale Freiheiten, denn Sie bestimmen, wann und wie viele Dialysen Sie durchführen. Dabei bilden die Ratschläge Ihres beratenden Peritonealdialyseteams die Basis, die Sie beherzigen sollten, um Komplikationen zu vermeiden.

Informieren Sie sich auch gut über die jeweiligen Dialyseanbieter!

Vielleicht haben sie auch Familienmitglieder, die Ihnen auch mit technischem Verständnis zur Seite stehen können. Beraten Sie sich mit Ihren Ärztinnen und Ärzten, ob die Bauchfelldialyse beziehungsweise eine Heimhämodialyse für Sie infrage kommt.

Anbieter von Dialysen

In Deutschland bieten die meisten nephrologischen Praxen auch Dialysen an, was den Übergang vom Nichtdialysestadium zur Dialyse erleichtert. Etwa die Hälfte dieser Praxen wird von freiberuflichen Ärztinnen und Ärzten betrieben, knapp 30 Prozent liegen in der Hand gemeinnütziger Gesellschaften: dem Kuratorium für Dialyse und Transplantation e.V. (KfH) und der Patientenheimversorgung e.V. (PHV). Das gemeinnützige KfH wurde bereits im Jahr 1969 unter dem Namen Kuratorium für Heimdialyse e.V. gegründet und schuf die notwendigen Voraussetzungen für eine flächendeckende Dialysebehandlung in Deutschland. Heute werden in über 200 KfH-Zentren, davon Nierenzentren für Kinder und Jugendliche sowie 25 medizinische Versorgungszentren (MVZ), über 18.000 Dialysepatientinnen und -patientinnen behandelt. Die PHV wurde 1973 als unabhängige gemeinnützige Stiftung gegründet und betreibt bundesweit 90 Dialysezentren, zudem jeweils ein Dialysezentrum in Österreich und in der Schweiz.

Seit 2012 kaufen auch industrielle Dialyseanbieter Dialysepraxen auf und betreiben diese als MVZ. Nephrocare ist in 47 MVZs an 87 Standorten vertreten. Die B. Braun via medis GmbH unterhält in Deutschland 38 Dialysezentren und Diaverum behandelt an 17 Zentren (Stand 2022). Alle diese Anbieter bieten das gesamte Spektrum der nephrologischen Versorgung an – von der Prävention über die Dialyse bis hin zur Transplantationsvorsorge, Anmeldung und Nachsorge.

Ein in den letzten Jahren zunehmender Schwerpunkt in allen Einrichtungen stellt die Heimdialyse dar.

Ein in den letzten Jahren zunehmender Schwerpunkt in allen Einrichtungen stellt die Heimdialyse dar, wobei der Anteil unter den Dialysepatientinnen und -patienten nach eigenen Angaben zwischen sieben und zwölf Prozent mit wachsender Tendenz beträgt. Die pflegerische Betreuung variiert in den Zentren je nach Bedarf. Demnach kommen auf eine Pflegekraft zwischen ein bis acht Patientinnen und Patienten. In allen Dialysezentren wird zudem eine individuelle Ernährungsberatung angeboten. Teilweise gibt es zusätzliche Schwerpunkte, wie etwa die Behandlung von Fettstoffwechselstörungen in Lipidambulanzen. In ausgewählten Einrichtungen ist auch die gezielte Sporttherapie möglich.

Meine Checkliste Dialysezentrum

Grundsätzlich darf hierzulande kein wesentlicher Unterschied zwischen gemeinnützigen und kommerziellen Dialyseanbietern liegen, was durch die strenge gesetzliche Qualitätssicherung in der Dialysebehandlung gesichert ist. Dennoch existieren Unterschiede von Zentrum zu Zentrum, auch abhängig von den lokalen Gegebenheiten.

Sollten Sie in der Situation sein, ein geeignetes Dialysezentrum für sich finden zu müssen, kann Ihnen die Checkliste eine wertvolle Hilfe dabei sein, einen Überblick über das vorhandene Angebot zu bekommen. Sie können die Checkliste auch kopieren und als Gedächtnisstütze mitnehmen, im Beratungsgespräch die einzelnen Punkte individuell abhaken, alle Fragen offen stellen und sich Notizen dazu machen.

Meine Checkliste Dialysezentrum

	ANGEBOT DER VERFAHREN, BERATUNGEN UND BEHANDLUNGEN	NOTIZEN
☐	klassische Hämodialyse	
☐	Hämodiafiltration und Hämofiltration	
☐	inkrementelle[1] Dialyse	
☐	Limited Care Dialyse (siehe Glossar)	
☐	Nachtdialyse	
☐	Heimhämodialyse	
☐	Pflegepersonalschlüssel: eine Pflegekraft pro maximal sechs Patientinnen und Patienten (1:6) oder besser	
☐	Peritonealdialyse (CAPD, APD, IPD)[2]	
☐	mehr als 20 PeritonealdialysePatientinnen und Patienten im Zentrum	
☐	Hausbesuch bei Peritonealdialyse	
☐	kooperierendes Krankenhaus mit Hämodialyse vorhanden	
☐	kooperierendes Krankenhaus mit Peritonealdialyse vorhanden	
☐	kooperierendes Krankenhaus ist gleichzeitig auch Shuntzentrum (Katheterchirurgie bei Peridonealdialyse)	
☐	Sprechstundenzeiten nach Absprache möglich	
☐	auch hausärztliche Sprechstunde im Dialysezentrum	
☐	spezielle Diabetes- beziehungsweise Stoffwechselsprechstunden werden angeboten	

	ANGEBOT DER VERFAHREN, BERATUNGEN UND BEHANDLUNGEN	NOTIZEN
☐	kardiovaskuläre Sprechstunden werden angeboten	
☐	Ernährungs- und Diätberatungen sind möglich	
☐	Bewegungs- und Sporttherapie wird angeboten	
☐	im Zentrum befinden sich mehr als 30 Transplantationspatientinnen und -patienten in der Nachsorge	
☐	Sozialberatung vor Ort vorhanden	
☐	Physiotherapie im Zentrum möglich	
☐	psychologische Beratung im Zentrum möglich	
☐	kooperierende Rehabilitationsklinik vorhanden	
☐	Patientinnen und Patientenveranstaltungen (wie gemeinsames Kochen Patientinnen und Patientenvorträge und Ähnliches) finden öfter als zweimal pro Jahr statt	
☐	Patientinnen und Patiententransporte sind organisiert	

1) Situations- und bedarfsgerechte Dialyse, unabhängig von technischen Qualitätsvorgaben der Kostenträger
2) kontinuierliche ambulante Bauchfelldialyse, automatisierte Bauchfelldialyse, intermittierende Bauchfelldialyse im Zentrum

Einmaleins der Dialysemedikation

Dialysepatientinnen und -patienten bekommen viele Medikamente – was ist wirklich wichtig?

Da die Dialyse lediglich die Filterfunktion der Nieren ersetzt, benötigen Patientinnen und Patienten an der Dialyse zusätzlich eine Reihe von Medikamenten, die den Blutdruck, die Blutbildung und den Knochenstoffwechsel regulieren sowie Vitamine und Spurenelemente ergänzen. Meist kommt man ohne diese Medikamente nicht aus. Sie sind lebenserhaltend und sorgen auch dafür, die Lebensqualität trotz Dialyse aufrechtzuhalten.

Die tabellarische Übersicht fasst die wichtigsten Medikamente mit möglichen Nebenwirkungen während der Dialysebehandlung zusammen. Ein Verzicht auf bestimmte Dialysemedikamente kann zu schweren Komplikationen führen, die oft nicht sofort bemerkt werden. So führt eine fehlerhafte Kontrolle des Kalziums und Phosphats zu einer schleichenden Knochenentkalkung mit Einlagerung von Kalk in den Blutgefäßen. Nach mehreren Jahren leiden die Patientinnen und Patienten dann unter Gefäßverschlüssen und Knochenschmerzen, die kaum noch beherrschbar sind. Immer gilt: Besprechen Sie alle auftretenden Fragen auch hinsichtlich Ihrer Medikamente stets mit den behandelnden Ärzten.

Übersicht wichtiger Medikamente während der Dialyse

	PRÄPARATE (BEISPIELE)	MÖGLICHE NEBENWIRKUNGEN
Blutdruckmittel		
Diuretika	Torasemid	Kaliummangel, Bikarbonatanstieg, Muskelkrämpfe, Schwindel
ACE-Hemmer	Ramipril	Reizhusten
Sartane (siehe Glossar)	Valsartan, Irbesartan	Blutdruckabfall bei Überdosis
Kalziumantagonisten	Lercanidipin, Amlodipin	Wassereinlagerungen

	PRÄPARATE (BEISPIELE)	MÖGLICHE NEBENWIRKUNGEN
Betablocker	Metoprolol, Bisoprolol	langsamer Puls, Abgeschlagenheit, Gewichtszunahme
Alphablocker	Urapidil, Doxazosin	Schwindel, Kopfschmerzen, Müdigkeit
Medikamente für die Blutbildung		
Erythropoetin (EPO)	Erypo, Aranesp, Mircera	Thrombose bei Überdosis
Eisenpräparate	Ferrlecit, Ferinject	selten allergische Reaktionen, z. B. Butdruckabfall, Lungenödem, Exanthem
Medikamente für den Knochenstoffwechsel		
kalziumhaltige Phosphatbinder	Kalziumazetat	Arteriosklerose
Austauschharze	Sevelamerchlorid, Sevelamercarbonat	Unregelmäßigkeiten beim Stuhlgang, Völlegefühl, Oberbauchschmerzen, saures Aufstoßen
Lanthancarbonat (siehe Glossar)	Fosrenol	Übelkeit, Erbrechen, Juckreiz, Blähungen
aluminiumhaltige Phosphatbinder	Phosphonorm	bei längerer Einnahme: Aluminiumeinlagerung in Gewebe mit Knochenbrüchen und Hirnleistungsschwäche
Vitamin D	Calcitriol, Alphacalcidol	Kalziumanstieg, Arteriosklerose
Kalzimimetika (siehe Glossar)	Parsabiv, Mimpara	Kalziumabfall, nervale Störung
Vitamine und andere ergänzende Präparate		
wasserlösliche Vitamine	Vitarenal	
Bikarbonat	Bicanorm	Kopfschmerzen, Kaliummangel
Sonstige		
neurologische Präparate bei Polyneuropathie	Restex	Verwirrung, Verstimmung, Schwindel

Alltagsleben mit der Dialyse

Die meisten Menschen klagen unter der Dialyse über Probleme mit der Kontrolle ihres Körperwassers. Beispiel: Wird mit einer Peritonealdialyse begonnen, bleibt oft die Kontrolle über die eigene Wasserausscheidung mit dem Urin länger erhalten, als wenn gleich mit einer Hämodialyse begonnen wird. Trotzdem versiegt diese Kontrolle der eigenen Flüssigkeitsausscheidung langsam und muss dann allein über die Dialyse erfolgen. Dies nennt man Ultrafiltration.

Einschränkung der Trinkmenge

Patientinnen und Patienten ohne eigene Nierenrestfunktion wird empfohlen, täglich nur noch circa einen Dreiviertelliter Flüssigkeit zu trinken. Das ist meist nicht durchzuhalten – trotzdem muss zu einer verminderten Flüssigkeitsaufnahme von maximal einem Liter geraten werden, da gerade bei der zentralisierten Hämodialyse die Flüssigkeit nur während der Dialyse entfernt wird – also alle zwei bis drei Tage. Zu viel Flüssigkeit lagert sich schnell in die Lungen ein und sorgt für Atemnot bis hin zu Erstickungsgefahr. Gegenüber Patientinnen und Patienten an der klassischen Blutwäsche können Peritonealdialysepatienten täglich durch Änderung ihres häuslichen Dialyseregimes besser überschüssiges Wasser aus dem Körper entfernen.

Auch bei Dialysepatienten gilt die Konzentration des Harnstoffs als Maß für die erforderliche Entgiftung. Da sich Harnstoff frei im Körperwasser und nicht nur im Blutgefäßsystem verteilt, kann die Hämodialyse während der vier- bis fünfstündigen Dialysezeit nur eine begrenzte Menge aus dem Körper entfernen. Moderne High Flux Dialysatoren erlauben eine hohe Menge an Harnstoff in kurzer Zeit aus dem im Gefäßsystem befindlichen Harnstoff, aber auch weitere Blutgifte zu dialysieren.

Das richtige Maß zwischen Bewegung und Erholung

Bei schneller Harnstoffentfernung fühlen sich viele Patientinnen und Patienten quasi wie ausgewaschen, sie sind nach der Dialyse schlapp und antriebsgeschwächt. Körperliche Aktivitäten sollten deswegen möglichst nicht nach der Hämodialyse erfolgen. Bei Peritonealdialysepatienten fehlt dieses Phänomen. Sind sie jedoch sehr übergewichtig, kommt auch dieses Verfahren an seine Grenzen, da auch dann der Harnstoff nicht mehr genügend ausgeschieden werden kann.

Scannen Sie einfach den QR-Code und schauen Sie sich an, wie ein Bewegungstraining bei Dialyse abläuft.

Durch die erfahrungsgemäß geringere Bewegung im Alltag empfiehlt es sich für Hämodialyse- wie auch Peritonealdialysepatienten, ein regelmäßiges gezieltes Sportprogramm nach entsprechender sporttherapeutischer Beratung zu absolvieren. Bei der zentralisierten Hämodialyse wird in einigen Zentren die Benutzung von Liegefahrradergometern angeboten. Auch die Dialysezeit kann für sportliche Betätigung genutzt werden. Die Dialyse entfernt durch die Bewegung effektiver den Harnstoff, gleichzeitig verbessert das Fahrradfahren die Durchblutung der Beinmuskulatur.

Die Dialyse entfernt durch die Bewegung effektiver den Harnstoff.

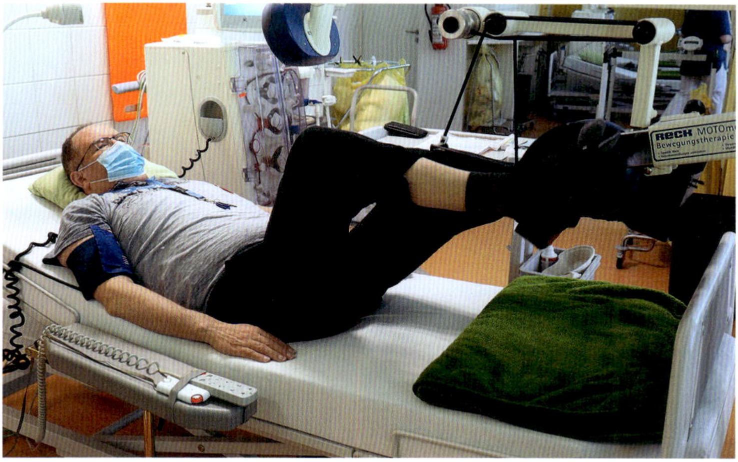

Nicht alle Dialysezentren bieten Sporttherapie während der Dialyse an. Dabei ist bekannt, dass eine Sporttherapie unter Hämodialyse die Entgiftung des Gewebes beschleunigt und Dialysepatienten damit gesünder leben.

Kalium- und phosphatreduzierte Kost

Grundsätzlich gelten auch bei Dialyse die allgemeinen Empfehlungen zur Ernährung bei chronischer Nierenerkrankung beziehungsweise vor der Dialyse (siehe Seite 77). Damit keine schleichende Gewichtszunahme stattfindet, sollte Sie eine ausgewogene Ernährung, angepasst an den täglichen Kalorienbedarf, anstreben. Eine klassische Dialysediät gibt es heute nicht mehr. Da jedoch unter Dialyse Kalium und Phosphat weniger gut aus dem Körper entfernt werden, muss hierauf hinsichtlich der Ernährung besonders geachtet werden.

Peritonealdialysepatienten haben diesbezüglich einen Vorteil gegenüber den Patientinnen und Patienten an der Hämodialyse, denn es gibt für sie medikamentöse Möglichkeiten, die Aufnahme von Kalium und Phosphat im Darm zu blockieren. Und doch: Wie alle Medikamente, haben auch diese Präparate ihre Nebenwirkungen. Wenn es Ihnen möglich ist, sollten Sie also bei der Auswahl der Ernährung in jedem Fall auf entsprechende kalium- und phosphatarme Lebensmittel achten.

Kalium- und Phosphataufnahme während der Dialyse

Eine kaliumreduzierte Kost sollte die tägliche Kaliumaufnahme von 2000 bis 2500 Milligramm nicht überschreiten. Eine phosphatreduzierte Kost sollte die tägliche Phosphataufnahme auf Werte unter 1200 Milligramm begrenzen.

Kalium- und phosphatarme Lebensmittelalternativen
(Angaben in mg pro 100 g)

UNGÜNSTIGES LEBENSMITTEL			BESSERE ALTERNATIVE		
	K	P		K	P
Getreideprodukte					
Wildreis	425	430	Reis, poliert	110	110
Weizen Vollkorn Type 1700	390	350	Weizen Type 405	110	75
Roggenbrot	245	120	Weizenbrot	130	90
Kartoffelchips	1000	145	Salzsangen (Salz!)	125	130
Cornflakes mit Kleie, Vitamine	540	370	Cornflakes ohne Zusätze	120	60
Müsli mit Nüssen	450	350	Birchermüsli	175	55
Nudelgerichte					
Lasagne vegetarisch	265	135	Lasagne mit Hackfleisch	120	130
Käsespätzle	140	220	Makkaroni mit Tomatensauce	80	80
Gemüse					
Bohnen grün, frisch	225	35	Bohnen grün, Konserve	135	35
Mungobohnen	170	365	Limabohnen	115	50
Grünkohl	450	90	Chinakohl	145	30
Pastinake	520	80	Möhren, Konserve	175	25
Schwarzwurzel	320	75	Spargel, Konserve	120	30
Spinat	550	45	Rahmwirsing	155	50
Tomaten, getrocknet	3400	250	Tomaten, Konserve	185	10
Kartoffeln					
Bratkartoffeln	550	65	Gnocchi	125	45
Pommes frites	860	100	Kartoffelklöße	200	40
Suppen					
Weißer Bohneneintopf	265	110	Grüne Bohnensuppe	160	30
Kartoffelsuppe mit Wurst	250	55	Lauchcremesuppe	30	10

▶▶

UNGÜNSTIGES LEBENSMITTEL			BESSERE ALTERNATIVE		
Fleisch					
Rind	355	195	Schweinebauch	155	55
Gänsekeule	420	230	Hühnerflügel	150	120
Bratwurst, fein	250	110	Bockwurst	90	70
Frankfurter Rindswurst	305	170	Wiener Würstchen	205	170
Kassler Aufschnitt	490	350	Cervelat (Salz!)	300	155
Schweineschnitzel	330	205	Wiener Schnitzel	260	170
Landjäger (Salz!)	290	140	Cabanossi (Salz!)	205	90
Schweineschinken geräuchert	430	220	Mortadella	205	145
Fisch					
Makrele	380	245	Pangasius	240	150
Sardine	420	250	Flunder	278	180
Seelachs	375	300	Fischstäbchen	195	125
Brathering	184	240	Bismarck-Hering	75	150
Pilze					
Pfifferlinge, getrocknet	5370	580	Pfifferlinge, frisch	330	55
Champignon, frisch	390	130	Champignon, Konserve	110	70
Obst					
Bananen, getrocknet	1200	70	Bananen, frisch	370	20
			Apfel	119	11
			Birne	114	11
Orange	165	25	Mandarine, Konserve	70	10
Nüsse					
Erdnüsse, geröstet, gesalzen	780	410	Macadamianüsse, geröstet, gesalzen	325	200
Pistazienkerne, geröstet, gesalzen	1000	440	Pistazienkerne, natur	265	200

UNGÜNSTIGES LEBENSMITTEL			BESSERE ALTERNATIVE		
Milch, Milch- und Milchersatzprodukte					
Kuhmilch 3,5 %	140	90	Sahne-Wasser-Gemisch 1:4	22	13
Haferdrink	162	112	Reismilch*	27	56
Sojamilch	158	69			
Frischkäse 10 %	130	175	Hüttenkäse 10 %	50	170
Butterkäse	120	650	Münsterkäse	135	240
Greyerzer	160	840	Harzer Käse	105	266
Ziegenkäse	70	410	Mozzarella	40	280
Getränke					
Apfelsaft	115	7	Apfelsaftschorle	60	5
Holunderbeersaft	290	50	Mineralwasser	4	0
Orangensaft	170	15	Limonade (Zucker!)	1	1
Bohnenkaffee ohne Milch	65	2	Instantkaffee ohne Milch	35	3
Latte macchiato	150	80	Kräutertee	4	6
Nachspeisen					
Schockoladenmousse	530	160	Schokoladenpudding	125	80
Eiskonfekt	650	130	Milchspeiseeis, Vanille	80	45

* kann Arsen enthalten

Abkürzungen: K = Kalium, P = Phosphat, grün = besonders günstig bei Kalium- oder Phosphatproblemen, gelb = bei Kalium- oder Phosphatproblemen nur in geringer Menge empfehlenswert, rot = bei entsprechenden Kalium- oder Phosphatproblemen vermeiden

Die Tabelle wurde anhand der Fachliteratur Fachmann & Kraut: Der kleine Souci. Wissenschaftliche Verlagsgesellschaft Stuttgart, 5. Aufl. 2011, Heseker/Heseker: Die Nährwerttabelle. Deutsche Gesellschaft für Ernährung e.V., 7. Aufl. 2021/2022 und der Datenbank des U.S. Department of Agriculture https://ask.usda.gov/s/ (Abfrage 20.02.2022) erstellt.

Rehabilitation für mehr Lebensqualität

Wer sein Leben nicht nur nach der Dialyse ausrichten will, geht in die Reha.

Leistungseinbuße, muskuläre Schwäche, Wassereinlagerungen, belastungsabhängige Luftnot, Appetitlosigkeit, schnelle Erschöpfung, Konzentrationsstörung, Depression und Anpassungsstörungen an die neue Situation – wenn Sie sich bei diesen Schlagworten wiederfinden, sollte dies eine Veranlassung zur Beantragung einer Rehabilitationsmaßnahme sein. Erfahrungsgemäß führt ein strukturiertes und auf die individuellen Bedürfnisse angepasstes stationäres Rehabilitationsprogramm bereits innerhalb von drei bis fünf Wochen zu einer deutlich verbesserten Leistungsfähigkeit.

Rehabilitation ist ein wichtiger Bestandteil des deutschen Gesundheitssystems. Dabei soll die Teilhabe am Alltags- und Berufsleben gefördert werden. Ist diese gefährdet oder bereits gemindert, besteht Anspruch auf Leistungen zur Rehabilitation. Dabei tragen die Rentenversicherungen die Kosten, wenn es um den Erhalt der Erwerbsfähigkeit geht. Andernfalls sind die Krankenkassen zuständig.

Zwei Formen des Rehabilitationsantrags werden unterschieden: Die Anschlussheilbehandlung (AHB) und das Heilverfahren. Eine AHB findet unmittelbar nach einem Krankenhausaufenthalt statt, z. B. aufgrund eines akuten Nierenversagens, nach einem kardiologischen oder orthopädischen Eingriff, aber auch nach einer Nierentransplantation.

Das Heilverfahren wird über den Haus- oder die Fachärztin beantragt. Eine Wiederholung der Rehabilitationsmaßnahme ist in der Regel erst nach vier Jahren wieder möglich. Bei der Beantragung sind die konkreten Rehabilitationsziele zu benennen.

Das Ziel: Erhalt der Selbständigkeit

Dabei beschränkt sich die stationäre Rehabilitation nicht nur auf die Verbesserung der körperlichen Leistungsfähigkeit in Zusammenhang mit der chronischen Niereninsuffizienz. Beispielsweise helfen ergotherapeutische Behandlungen dabei, durch die Dialyse entstandene Einschränkungen im Berufs- und Alltagsleben zu kompensieren. Soziale und psychotherapeutische Beratungen helfen außerdem, vorhandene Hilfsangebote zu beantragen und möglichen Konflikten angemessen zu begegnen.

Zusätzliche Angebote zur Ernährungsberatung mit Diätkochkursen, aktive Aufklärung über Möglichkeiten zur Gesundheitsprävention und die optimierte Behandlung von Begleiterkrankungen wie Diabetes oder Herzkreislauferkrankungen runden das Programm ab. Das oberste Ziel aller Maßnahmen ist der größtmögliche Erhalt der Selbständigkeit beziehungsweise auch der Berufsfähigkeit. Vor allem psychisch und emotional leiden viele Patientinnen und Patientinnen unter der Dialyse und den damit verbundenen Einschränkungen. Hier unterstützen psychologische Einzelgespräche, und auch der Austausch mit Gleichgesinnten kann neuen Halt geben.

Auf wirklich spezialisierte Kliniken achten

> Als Dialysepatient haben Sie viele Rechte. Nutzen Sie diese!

Wichtig zu wissen ist, dass zwar viele Rehabilitationskliniken in Deutschland mit den Schlagworten der Nieren und Harnwegserkrankungen werben, doch sind nur wenige auf diese Problematik wirklich spezialisiert. Vielmehr bieten diese Kliniken anlässlich ihrer Schwerpunktprogramme in der Rehabilitation (z. B. Herzkreislauf, Stoffwechsel, Orthopädie oder Onkologie) auch Dialysebehandlungen in Kooperation mit Dialysepraxen vor Ort an. Speziell für Nierenkranke und Dialysepatientinnen und -patienten abgestimmte Rehabilitationsprogramme existieren dagegen nur in wenigen Kliniken, darunter beispielsweise die Vamed Ostseeklinik in Damp (Schleswig-Holstein), die m&i-Fachklinik in

Bad Heilbrunn (Bayern), die Müritz Klinik in Klink und für neurologische und Intensiv-Beatmungspatienten die Mediclin Klinik Plau am See (Mecklenburg-Vorpommern) oder die Mediclin Staufenburg Klinik in Durbach (Baden-Württemberg).

Dialyse und Sozialrecht

Eine fortgeschrittene Nierenerkrankung oder sogar Dialysepflicht stellt eine schwere gesundheitliche Beeinträchtigung dar. Eine Schwerbehinderung kann festgestellt werden, wenn bei Ihnen ein Behinderungsgrad (GdB) von mindestens 50 Prozent vorliegt. Die Feststellung wird beim örtlichen Versorgungsamt beantragt, das sich an den Anhaltspunkten für ärztliche Gutachtertätigkeit orientiert.

Eine regelmäßige Dialysebehandlung wird generell mit einem GdB von 100 Prozent bewertet. Es ist aber in jedem Fall ratsam, den Antrag sehr ausführlich zu begründen und aktuelle Arztberichte beizufügen. Sinnvoll ist ein Schwerbehindertenausweis vor allem dann, wenn er um sogenannte Merkzeichen erweitert wird, die bei besonderer Behinderung gewährt werden.

Merkzeichen sind beispielsweise: „aG“ für außergewöhnlich gehbehindert, „G“ für gehbehindert, „B“ für die Notwendigkeit ständiger Begleitung, „Bl“ für Blindheit, „Gl“ für Gehörlosigkeit, „H“ für Hilflosigkeit. Mit dieser Einstufung ist jeweils die kostenlose Benutzung von öffentlichen Verkehrsmitteln möglich oder es gibt spezielle Befreiungen, beispielsweise von der Rundfunkgebühr oder auch einen Steuernachlass für das Privatfahrzeug.

Schwerbehindertenausweis

Grundlage für den Schwerbehindertenausweis ist der jeweilige Feststellungsbescheid. Der Schwerbehindertenausweis ist zeitlich unbefristet, jedoch kann das Versorgungsamt den zugrunde liegenden Bescheid jederzeit überprüfen und neu festsetzen lassen.

Mit einem Schwerbehindertenausweis haben Sie Anspruch

auf Nachteilsausgleich etwa in Form von Steuerfreibeträgen, Berufsförderungen oder Ermäßigungen bei Eintrittsgeldern. Beruflich schützt er weitgehend vor Kündigung. Außerdem erhalten Patientinnen und Patienten mit Schwerbehindertenausweis eine Woche zusätzlichen Urlaubs und haben die Möglichkeit einer vorzeitigen Altersrente.

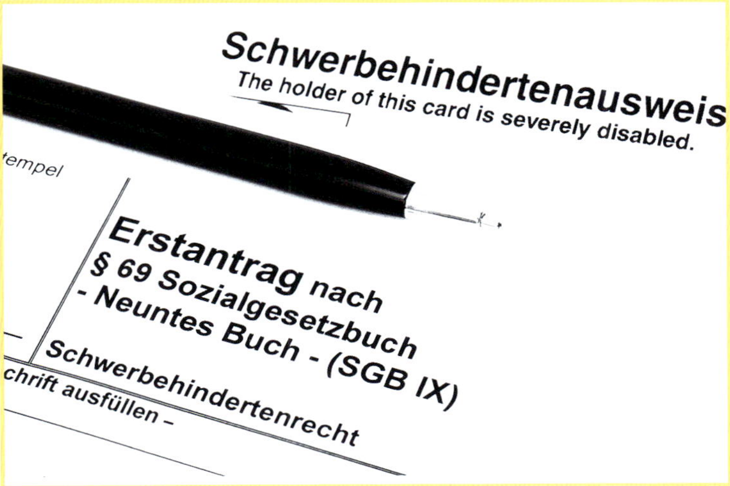

Die Beantragung eines Schwerbehindertenausweises kostet zunächst Überwindung, bietet dafür aber viele Vorteile.

Pflegebedürftigkeit

Pflegebedürftigkeit liegt vor, wenn man durch eine Erkrankung oder Behinderung dauerhaft, also mindestens sechs Monate im Jahr, bei der täglichen Verrichtung der Lebensabläufe (wie Körperpflege, Ernährung, Mobilität) auf die Hilfe anderer Personen angewiesen ist. Für eine Pflegebegutachtung ist es sinnvoll, dass Sie sich vorbereiten und im Vorfeld ein Pflegetagebuch führen, in dem sämtlicher Hilfsaufwand aufgeschrieben wird. Der Antrag wird bei der Pflegekasse gestellt, und die Begutachtung findet bei gesetzlich Versicherten durch den medizinischen Dienst der Krankenkassen statt.

Wenn es hart auf hart kommt: rechtzeitig Pflege und Rente beantragen!

Die Pflegebedürftigkeit wird in drei Pflegestufen eingeteilt: Bei *Pflegestufe I* wird eine tägliche Hilfe von mindestens 90 Minuten mit mindestens 45 Minuten Grundpflege benötigt.

Bei der *Pflegestufe II* ist eine Hilfe mindestens dreimal täglich von insgesamt mindestens drei Stunden am Tag notwendig, wobei mindestens zwei Stunden auf die Grundpflege entfallen.

Bei schwerstpflegebedürftigen Patientinnen und Patienten der *Pflegestufe III* besteht rund um die Uhr Hilfebedarf, auch nachts. Es werden täglich mindestens fünf Stunden benötigt, wobei vier Stunden auf die Grundpflege entfallen. Pflegefälle, bei denen noch mehr Pflege anfällt, sind als Härtefall zu werten.

Seit 2017 wurde das Pflegestufenmodell durch fünf Pflegegrade ersetzt, wobei frühere Pflegestufen aber nicht neu bewertet werden. Bei den neuen Pflegegraden wird vielmehr sowohl auf körperliche als auch auf geistige Fähigkeiten und Pflegebedürftigkeit geachtet.

Erwerbsminderungsrente

Dialysepatientinnen und -patienten können eine Erwerbsminderungsrente beantragen. Diese wird zunächst zeitlich begrenzt genehmigt, wenn der Antragssteller aus gesundheitlichen Gründen nicht mehr mindestens sechs Stunden täglich arbeiten kann. Patienten mit einer Erwerbsminderungsrente, einer Schwerbehinderung oder Berufsunfähigkeitsrente können eine vorgezogene Altersrente bei der Rentenversicherung beantragen. Dialysepatientinnen und -patienten, die Sozialhilfeempfänger sind oder Arbeitslosengeld II beziehen, erhalten auf Antrag den Mehrbedarf für ihre kostenaufwendige Ernährung erstattet.

Wichtig: Kostenbefreiung bei schwerwiegender chronischer Erkrankung

Chronisch nierenkranke Patientinnen und besonders Menschen an der Dialyse gelten als schwerwiegend chronisch krank und können unter Umständen von Zuzahlungen zu ihren Krankenkosten befreit werden. Als schwerwiegend chronisch krank gilt jemand, der mindestens ein Jahr lang und mindestens einmal im Quartal einen Arzt oder eine Ärztin aufzusuchen muss, und der zusätzlich entweder ohne ärztliche Versorgung eine lebensbedrohliche Verschlimmerung seiner Erkrankung, eine Verminderung der Lebenserwartung oder die dauerhafte Beeinträchtigung seiner Lebensqualität befürchten muss (z. B. einen Grad der Behinderung von mindestens 60 Prozent oder Pflegebedürftigkeit).

Dialysepatienten haben in Deutschland auch die Möglichkeit, an anderen Orten als ihrem Heimatdialysezentrum eine Dialyse durchführen zu lassen. Hierzu wird bei den gesetzlich Versicherten der Überweisungsschein des am Heimatort behandelnden Arztes benötigt.

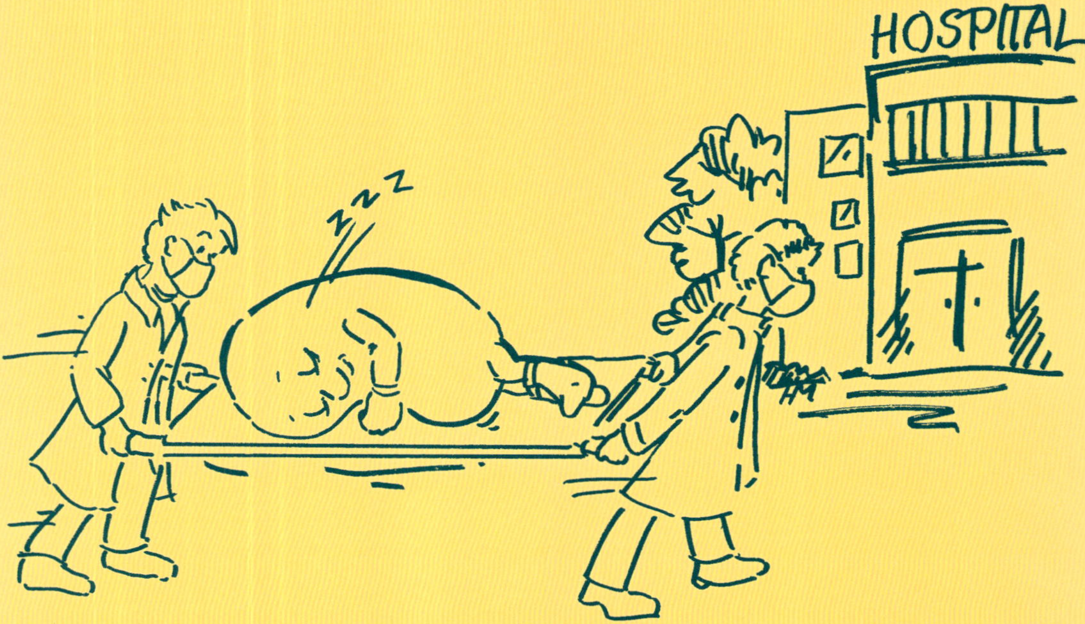

HOSPITAL
Z Z Z

WER BEKOMMT EINE TRANSPLANTATION?

Grundsätzlich muss jeder, der ein dauerhaftes und dialysepflichtiges Nierenversagen hat, von seinem behandelnden Dialysearzt auf die Möglichkeit einer Nierentransplantation hin untersucht und beraten werden. Infektionskrankheiten sowie schwere Begleiterkrankungen und Tumorleiden sind jedoch Kontraindikationen für eine Nierentransplantation. Bei geeigneten Personen gilt eine Transplantation als bestes Nierenersatzverfahren. Daher ist jeder, der sich unmittelbar vor einer Dialysebehandlung befindet, gut beraten, sich auch mit diesem Thema der Nierentransplantation zu beschäftigen, um von den besten Aussichten auf ein möglichst normales und langes Leben profitieren zu können.

Roy E., 43 Jahre

Roy E. spricht ein sympathisches Berlinerisch. Er arbeitete als Kraftfahrer bei der Polizei und war 43 Jahre alt, als er wegen einer chronischen Nierenentzündung an die Dialyse kommt. Trotzdem arbeitet er weiter. Vier Jahre vergehen bis Roy für eine Transplantation angemeldet wird. Es dauert nochmal fünf Jahre.

„Es war Freitag. Meine Frau hat mich von der Dialyse abgeholt. Wir wollten noch einkaufen gehen. Ich habe das Auto zur Waschanlage gefahren und das Auto war noch darinnen. Klingelt's Telefon. Hier ist das Transplantationszentrum. Wir hätten da eine Niere für Sie. Ich sag dann ‚okay, denn komm ich mal vorbei. Wie eilig ist es denn?' Aus Einkaufen, Kaffeetrinken, Kuchenessen wurde dann nichts. Auto kam dann auch wieder raus aus der Waschstraße. Nachhause. Tasche war ja schon seit Jahren gepackt. Taxi gerufen, losgefahren. Im Krankenhaus hab ich dann noch mal die Untersuchungen im Schnelldurchlauf absolviert.

Es war dann früh um vier mit der Transplantation. Und so gegen sieben bin ich schon wieder aufgewacht. Und mein erster Gedanke war Hunger. Und der zweite Gedanke, den ich auch hatte: Maschine. Die Maschine kannte ich ja. Dialyse. Die Schwester hat denn gesagt, dass Kalium entstanden sei, das wegmüsse. Und am dritten Tag, da hatte ich einen Katheter und was ich getrunken habe, das kam dann auch wieder raus.

Die Niere, die lief gleich, aber die volle Power hat sie dann nach vierzehn Tagen gebracht. Bis auf die Blutdrucksenker musste ich dann Immunsuppressiva nehmen. Die waren wirklich neu. Aber insgesamt waren es deutlich weniger. Und den ersten Urlaub, den haben wir dann in den Harz gemacht. So ganz ohne Dialyse."

Die Organspende

Bei der Nierentransplantation werden zwei Verfahren unterschieden: die Lebendspende sowie die Verstorbenenspende eines hirntoten Menschen. Alle Organtransplantationen werden streng durch das Transplantationsgesetz geregelt und dürfen nur in dafür speziell zugelassenen Transplantationszentren durchgeführt werden. Wer sich einer Organtransplantation unterziehen kann und will, muss immer auch in die ärztliche Nachbetreuung einwilligen.

Einschränkungen im Alltagsleben haben Patientinnen und Patienten mit einer Transplantatniere kaum.

Alle Patientinnen und Patienten mit dauerhaftem Nierenversagen und ohne schwerwiegende andere Erkrankungen, die zuverlässig in der Arzt- und Patientenbeziehung sind (z. B. hinsichtlich der Medikamenteneinnahme), können für eine Transplantation gelistet werden. Zunehmendes Lebensalter stellt keinen Hinderungsgrund für eine erfolgreiche Nierentransplantation dar. Sind auch Komplikationen nicht auszuschließen, erhöht sich die Lebensqualität mit einer Transplantatniere gegenüber der Dialyse deutlich.

Da sowohl die Nierenempfänger als auch die Spender eine immer höhere Lebenserwartung haben, legte Eurotransplant (Eurotransplant International Foundation, Niederlande) – die Vermittlungsorganisation für Transplantationsorgane in Deutschland, Belgien, den Niederlanden, Luxemburg, Österreich, Slowenien, Kroatien und Ungarn – im Jahr 1999 ein Old for Old-Programm für Seniorinnen und Senioren auf, um auch älteren Dialysepatienten schneller ein Nierentransplantat anbieten zu können. Zwar haben diese Organe eine etwas schlechtere Gewebsübereinstimmung, aber durch eine verbesserte Medikation zur Vorbeugung von Abwehrreaktionen kann in dieser Patientengruppe ebenfalls eine gute Funktionsaufnahme der gespendeten Nieren erzielt werden.

Scannen Sie einfach den QR-Code und schauen Sie sich an, wie eine Nierentransplantation im OP-Saal durchgeführt wird.

Lebendspende

Bei der Lebendtransplantation stammt die Niere von einem lebenden Spender. In Deutschland ist durch das Transplantationsgesetz geregelt, dass nur Verwandte ersten oder zweiten Grades als Organempfänger möglich sind: Ehegatten, eingetragene Lebenspartner und Lebenspartnerinnen, Verlobte oder andere Personen, die dem Spender in besonderer persönlicher Verbundenheit offenkundig nahestehen. Die Spende muss vollkommen freiwillig sein, die Einhaltung aller mit der Lebendtransplantation verbundenen Regeln wird durch eine Kommission überwacht.

Die Nierenspender sollten gesund sein. Bluthochdruck, Diabetes und andere chronische Erkrankungen oder ein Krebsleiden stellen Kontraindikationen für eine Spende dar. Ebenso sollte kein Übergewicht vorliegen. Der Spender darf außerdem keine psychischen Erkrankungen haben.

Komplikationen

Alles in allem ist eine Nierenspende ein sicheres, aber nicht risikofreies Verfahren.

Das Risiko für eine Nierenentnahmeoperation ist generell gering. Komplikationen treten in maximal einem Prozent aller Operationen (z. B. Wundheilungsstörung, Wundinfektion, Nachblutungen) auf. Das Risiko, an einer Nierenentnahme zu versterben, ist allerdings nicht gleich null und wird in der Literatur mit drei bis sechs Fällen von 10.000 Operationen angegeben.

Die Entnahme der Niere ist bei den meisten Spendern in aller Regel ohne gesundheitliche Einschränkungen im weiteren Verlauf möglich. Gelegentlich kann es aber zu Bluthochdruck und zu einem geringen Eiweißverlust (Proteinurie) in der verbleibenden Niere kommen. Daher sollte sich der Nierenspender regelmäßig einmal im Jahr ärztlich untersuchen lassen. Eine Arbeitsunfähigkeit nach der Entnahme ist für rund drei bis sechs Wochen notwendig.

Ein geringer Teil der Spender klagt nach der Nierenspende über ein chronisches Müdigkeitssyndrom. Selten kann es vorkommen, dass ein Nierenspender im Laufe seines Lebens durch einen Unfall oder ein Nierenkrebsleiden selbst dialysepflichtig wird. Bei Frauen im gebärfähigen Alter, die eine Niere spendeten, kam es laut Studien in der Folge teils zu vermehrten Fehlgeburten.

Eine Sonderform der Lebendnierentransplantation ist die AB0-inkompatible Nierentransplantation: Galt bis vor einigen Jahren noch, dass eine Blutgruppenunverträglichkeit zwischen dem Spender und dem Organempfänger eine Nierentransplantation unmöglich macht, weil die unterschiedlichen Blutgruppen eine sofortige Abstoßung des transplantierten Organs bewirken, kann mittels moderner Techniken und spezieller Medikamente diese Abstoßung heute verhindert werden.

Verstorbenenspende

Voraussetzung der Vermittlung einer Verstorbenenniere durch Eurotransplant ist die Aufnahme beziehungsweise Listung des Dialysepatienten auf der Warteliste. Hierbei werden das Alter, die Dauer der laufenden Dialysebehandlung und Risikofaktoren erfasst. Auch das erforderliche Untersuchungsprogramm in der Transplantationssprechstunde wird von diesen Eckdaten bestimmt.

So müssen die Patientinnen und Patienten neben einer ausführlichen körperlichen Untersuchung weitere bestimmte fachärztliche Untersuchungen durchlaufen, darunter: eine augenärztliche, HNO-ärztliche, dermatologische, urologische beziehungsweise gynäkologische und zahnärztliche Untersuchung, Ultraschall- und Röntgenuntersuchungen sowie die Überprüfung der Gewebeverträglichkeit mittels Blutuntersuchung.

Sind alle Untersuchungen abgeschlossen, können die Patientinnen und Patienten auf der Warteliste als „transplantabel" gemeldet werden. Wer gelistet ist, sollte von da ab rund um die Uhr erreichbar sein. Leider verlängert sich die Wartezeit für Verstorbenenspenden seit Jahren. Das Problem ist der Mangel an spendebereiten Menschen mit einem Organspendeausweis. Die Wartezeit liegt je nach Blutgruppe durchschnittlich zwischen drei (Blutgruppe AB) und sieben Jahren (Blutgruppe 0). Aus diesem Grund müssen einige Untersuchungen auch in regelmäßigen Abständen wiederholt werden, mindestens einmal jährlich sollte die Transplantationsfähigkeit überprüft werden.

Leben nach der erfolgreichen Transplantation

Einmal erfolgreich transplantiert, fühlt sich für Patientinnen und Patienten das Leben plötzlich wie neu geboren an. Auf einer meiner Präsentationsfolien für meine Studenten zu diesem Thema blicken uns drei frisch transplantierte Menschen glücklich von der Leinwand an und halten ihre prall gefüllten Urinbeutel Richtung Kamera: Mit der Transplantation ist die Zeit, in der die Dialyse den Takt vorgab und den Alltagsrhythmus bestimmte, vorbei.

Früher mussten die Patientinnen und Patienten sich mit Essen und vor allem dem Trinken zurückhalten, während andere fröhlich feierten, um nicht zu riskieren, auf der Dialyseintensivstation zu landen. Doch Achtung: Ganz ohne Medizin geht es auch nach der Nierentransplantation nicht, denn: Nur selten bekommen Nierentransplantatempfänger ein Fullhousematch, bei dem eine komplette Gewebeverträglichkeit zwischen Spenderorgan und Empfänger vorliegt.

Dann besteht ein Abstoßungsriskio

Häufiger sind Missmatches, bei denen das Immunsystem des Empfängers Zellen und Antikörper gegen das Transplantat bildet. Es kann also zur Abstoßung kommen. Unterschieden wird die humorale Abstoßung, die bevorzugt durch Empfängerantikörper erfolgt und meist unmittelbar nach der Transplantation einsetzt, von der zellulären Abstoßung, die bevorzugt durch die Immunzellen des Empfängers im transplantierten Organ stattfindet.

Die Immunreaktion unterdrückende Medikamente (Immunsuppressiva) können eine Abstoßungsreaktion verhindern. Standardmäßig werden folgende Wirkstoffe eingesetzt: Kortison, Calcineurininhibitoren (Ciclosporin, Tacrolimus) und Mycophenolsäure. Inzwischen gibt es eine Vielzahl weiterer immunsuppressiver Regime nach Transplantation. Am bekanntesten ist die kortisonfreie Immunsuppression, um die Langzeitnebenwirkungen von Kortison zu vermeiden.

Welches Vorgehen im Einzelfall das richtige ist, entscheiden die Ärztinnen und Ärzte im Transplantationszentrum unter Berücksichtigung individueller Abstoßungsrisiken und der allgemeinen gesundheitlichen Situation. Entscheidend für den Organerhalt nach Transplantation ist die Vermeidung von Infektionen und den skizzierten Abstoßungen, die am häufigsten in den ersten sechs Monaten unmittelbar nach der Operation auftreten. Es gilt also eine ausgewogene therapeutische Balance zwischen Immunsuppression und Infektionsprophylaxe zu wahren.

Hilfreich ist dabei auch, wenn bereits vor Organtransplantation auf einen ausreichenden Impfschutz gegenüber den üblichen Infektionskrankheiten geachtet wird. Darüber hinaus sollten Menschenansammlungen mit hoher Infektionsgefahr in dieser sehr sensiblen Zeit vermieden werden.

> Frisch Nierentransplantierte sollten Menschenansammlungen mit hoher Infektionsgefahr meiden.

Zum dauerhaften Erhalt der Transplantationsfunktion ist auch auf einen ausreichenden Flüssigkeitsumsatz zu achten. Dabei gilt es auch, individuellen Flüssigkeitsverlust, beispielsweise durch übermäßiges Schwitzen beim Sport, immer zeitnah auszugleichen.

Transplantationsnachsorgeprogramm

Viele Medikamente, die ein Leben unter Dialysebedingungen erst ermöglichten oder erträglich machten, müssen mit einer Transplantation abgesetzt werden. Dies darf aber nicht unkontrolliert erfolgen, da nicht jedes Nierentransplantat von vornherein wie eine vollwertige, gesunde Niere funktioniert. Für das Management der neuen Situation und die Neuausrichtung der Medikation stellen sich transplantierte Patientinnen und Patienten in engen Abständen regelmäßig nach der Entlassung aus dem Krankenhaus in der Transplantationssprechstunde vor.

Standardisierte Transplantationsnachsorgeprogramme prüfen mögliche Komplikationen, kontrollieren den Gesundheitszustand, die Transplantatfunktion und die Blutwerte. Über einen aktualisierten Medikamenteneinnahmeplan werden die Medikamente entsprechend der Ergebnisse dieser Untersuchungen aktuell angepasst.

Funktioniert die Transplantatniere stabil, ist es Zeit für eine Anschlussheilbehandlung (AHB) in einer darauf spezialisierten Rehabilitationsklinik. Dort lernen frisch Nierentransplantierte alles, was es über das neue Organ zu wissen gibt, um mit ihm ein möglichst langes Leben in Gesundheit und Wohlbefinden zu führen.

SERVICE

Glossar

ACE-Hemmer Medikamente, die durch Hemmung bestimmter Enzyme blutdrucksenkend wirken

Adenosin körpereigener Botenstoff, der andere Nervenbotenstoffe hemmt und damit Gefäßerweiterungen auslöst. In der Folge sinkt der Blutdruck

Adipositas Fettleibigkeit

akutes nephritisches Syndrom akute Entzündung mit Ausschwemmung von roten Blutkörperchen aus den Nieren in den Urin

Albumin Bluteiweiß, welches als Transportmolekül viele Nährstoffe wie auch Medikamente an ihren Bestimmungsort transportiert

Albuminurie Ausscheidung von Albumin im Urin

Aldosteron in den Nebennieren gebildetes Hormon, das die Ausscheidung von Natrium blockiert, womit Wasser sowie die Natriumkonzentration im Körper ansteigen und der Blutdruck sich erhöht

Alphablocker Medikamente, welche die Wirkung der Stresshormone Adrenalin und Noradrenalin aufheben und so den Blutdruck senken können

Aminosäuren Stickstoffverbindungen, die die Bausteine für die Körpereiweiße bilden

Anämie Blutarmut

Angiotensinrezeptorblocker Medikamente, die bestimmte Rezeptoren (siehe dort) blockieren und damit den Blutdruck senken

Antagonist Hemmstoff

Antikörper lösliche Abwehrstoffe des Immunsystems, die von immunkompetenten weißen Blutkörperchen gebildet werden

antizytoplasmatische Antikörper Antikörper, die bei Autoimmunkrankheiten gegen Substanzen im Zellinneren gebildet werden

Aquaporine aus Eiweißen bestehende Kanäle in der Zellmembran, die Wasser durchlassen können

arterielle Hypertonie Bluthochdruck

Arteriosklerose Verkalkungen der Arterienwände

asymptomatisch der Patient zeigt keinerlei Krankheitsanzeichen

atriales natriuretisches Peptid ein bestimmtes Hormon, das vom Herzen ausgeschüttet wird

Autoimmunkrankheit Krankheit, bei der sich das Immunsystem gegen den eigenen Körper richtet

automatisierte Peritonealdialyse (APD) ein Verfahren, bei dem meist nachts über ein Gerät (Cycler) die Bauchfelldialyse automatisch erfolgt

autosomal dominant geschlechtsunabhängige Vererbung von Merkmalen, die auch bei jeder Generation auftritt

Azidose Übersäuerung des Körpers

Bakterien einzelliger Krankheitserreger ohne Zellkern

bariatrische Operation chirurgische Maßnahme zur Behandlung des krankhaften Übergewichts, z. B. Magenbypass

Basalmembran dünne Bindegewebsschicht zwischen Blutgefäßen und Stützzellen im Nierenfilter, die durch spezielle Poren Flüssigkeit und kleine Moleküle in den Primärharn durchlässt

Betablocker auch Betarezeptorenblocker oder ß-Blocker genannt: Medikamente, welche die Wirkung der Stresshormone Adrenalin und Noradrenalin aufheben und damit den Blutdruck senken können

Bikarbonat Salz der Kohlensäure, das im Körper schwach basisch vorliegt und damit einen Gegenspieler für Säuren darstellt

Body Mass Index (BMI) setzt Körpergewicht und Körpergröße ins Verhältnis und errechnet sich aus dem Körpergewicht in Kilogramm, geteilt durch die Körpergröße (in Metern) zum Quadrat

C3 Nephropathie neue Gruppe von Nierenerkrankungen, bei denen ein bestimmtes Komplement (C3) an den glomerulären Basalmembranen abgelagert wird, häufig resultiert eine membranoproliferative Glomerulonephritis (siehe dort)
CAPD (engl. continuous ambulatory peritoneal dialysis) kontinuierliche ambulante Bauchfelldialyse, die der Patient zu Hause selbst durchführt
Cholesterinsenker Medikamente, die den Cholesterinspiegel im Blut senken
chronisch länger als sechs Monate andauernd
Clearance Klärung einer Substanz aus einer Lösung, z. B. die Klärung von Kreatinin aus dem Blut mittels Filtration (Kreatinin Clearance)
Computertomografie (CT) mittels Röntgenstrahlen hergestellte, hochaufgelöste Bilder aus dem Körper, besonders geeignet für knöcherne Strukturen
Cysteinurie angeborene Transportstörung in den Nierenkanälchen, wobei die Aminosäure Cystein vermehrt in den Urin ausgeschieden wird und dort Nierensteine bildet

Diabetes mellitus Blutzuckerkrankheit
Diastole Zeit, bei der das Herz in seiner Pumpfunktion erschlafft
Diuretika harntreibende Medikamente, die zu einer vermehrten Urinproduktion führen

eGFR geschätzte glomeruläre Filtrationsrate
Elektrolyte Salze, die aus zwei oder mehr Elementen bestehen (z. B. Kochsalz: Natrium und Chlorid) und in wässriger Lösung in ihre Bestandteile zerfallen können

Elektrophorese Labormethode zur Bestimmung vieler Eiweiße z. B. im Blutserum oder Urin

endokapilläre Glomerulonephritis Entzündung der Glomeruli, bei der sich die Entzündung auf die Blutkapillaren im glomerulären Filter beschränkt

Ergotherapie Behandlung, die Patientinnen und Patienten mit psychischen oder körperlichen Beeinträchtigungen wieder zu einem selbständigen und uneingeschränkten Handeln verhilft

Erythropoetin Hormon, das in der Niere gebildet wird, wenn die Sauerstoffversorgung durch Erythrozyten zu gering ausfällt. Das auch EPO genannte Hormon stimuliert die Bildung von roten Blutkörperchen im Knochenmark

Erythrozyturie Ausscheidung von roten Blutkörperchen über den Urin

Fibroblasten Bindegewebszellen, die aus Kollagenfasern bestehen

Fibrose Vernarbung

fokal segmentale Glomerulonephritis Entzündung der Glomeruli, wobei innerhalb der Nieren nur bestimmte Bereiche betroffen sind, die segmental vernarben

Gicht vermehrter Anfall von Harnsäure mit schmerzhaftem Ausfall dieser Harnsäure als Kristalle in den Gelenken (gelegentlich auch in der Haut)

Gliptine auch DPP4-Hemmer, Diabetesmittel welches über die Hemmung des Abbaus von Glukagon-like Peptiden die Insulinausschüttung nach Nahrungsaufnahme erhöht

glomeruläre Filtration auch glomeruläre Filtrationsrate, abgekürzt GFR. Sie wird häufig mit Clearance gleichgesetzt und beschreibt die Entfernung einer Substanz durch Filtration im Glomerulus

glomeruläre Minimalläsion Entzündung oder Veränderung in den Glomeruli, bei denen nur elektronenmikroskopisch kleine Veränderungen im Nierengewebe gefunden werden, dennoch kommt es zu hohen Eiweißverlusten in den Urin

glomerulärer Filter Blutkapillaren im Glomerulus, Basalmembran und Stützzellen

Glomerulonephritis Entzündung der Glomeruli aufgrund unterschiedlicher Ursachen

Glomerulopathie Erkrankung der Nierenfilter

Glomerulus Filtereinheit der Nieren, bestehend aus zehn bis 15 Blutgefäßschlingen auf einer Filtermembran, die in einer Kapsel zusammengehalten werden

Glukose einfacher Zucker und im Körper die Hauptenergiequelle für den Zellstoffwechsel

Glukosteroide auch Glukokortikoide: in der Nebenniere gebildete, entzündungshemmende Hormone, die aber auch Fett in Glukose umwandeln

gramnegative Bakterien hierzu zählen viele Darmbakterien, die auch Harnwegsinfektionen auslösen

grampositive Bakterien Bakterien mit einer dicken Zellwand, vorwiegend Haut- und Schleimhautbakterien

Granulomatose Ansammlung von bestimmten Abwehrzellen (Fresszellen) im Bereich einer Entzündung

Hämodialyse Blutwäsche, bei der Blut aus dem Körper entnommen, durch einen Filter gereinigt und wieder in den Körper zurückgegeben wird

Hämoglobin roter Blutfarbstoff in den Erythrozyten, der vier Eisenmoleküle in einer Eiweißumhüllung enthält

Hantaviren Viren, die von Nagern auf den Menschen übertragen werden und Blutgerinnungsstörungen und Nierenversagen auslösen können

Harnsäure Abbauprodukt des Purinstoffwechsels (Stoffwechsel der Erbsubstanz DNS)
Harnstoff Abbauprodukt des Eiweißstoffwechsels, wird aber auch als Medikament in Salben und Cremes verwendet
Heimhämodialyse Hämodialyse, die zuhause durchgeführt werden kann
Henlesche Schleife gebogener Tubulusabschnitt in den Nieren
Hormon Signal- oder Botenstoff im Körper
humoral durch lösliche Immunfaktoren bedingte Abwehr
Hyperfiltration vermehrte Filtrationsleistung der Nieren, meist durch zu hohen Blutfluss bedingt
Hyperoxalurie Stoffwechselerkrankung, bei der Oxalsäure vermehrt durch den Abbau der Aminosäuren im Körper entsteht und nicht weiter abgebaut werden kann, aber über den Harn ausgeschieden wird, wobei Nierensteine entstehen
Hyperparathyreoidismus Überfunktion der Nebenschilddrüse mit vermehrter Ausschüttung des Parathormons
Hyperphosphatämie erhöht Phosphat im Blut
Hypertonie auch Hypertension: Bluthochdruck

IgA-Nephropathie Entzündung der Glomeruli durch Ablagerungen des Immunglobulins A
Immunglobulin lösliche Abwehrstoffe des Immunsystems, auch Antikörper genannt. Es werden Immunglobulin A, D, E, G und M unterschieden
Immunsuppression Maßnahmen zur Unterdrückung des Immunsystems
inkrementelle Dialyse eine der persönlichen Patientinnen und Patientensituation und dem Bedarf angepasste Dialysebehandlung, die nicht den Qualitätsvorgaben der Kostenträger (Krankenkassen) folgt

Inkretin auch Inkretinmimetika oder GLP 1-Rezeptorantagonisten: Medikamente, die körpereigene Hormone imitieren, um den Blutzucker zu senken

Insulin Hormon der Bauchspeicheldrüse, welches den Blutzucker kontrolliert

Insulinresistenz verminderte Reaktion der Körperzellen auf bereitgestelltes Insulin im Zuckerstoffwechsel

intermittierende Peritonealdialyse (IPD) meist über ein Gerät (Cycler) automatisch durchgeführte Bauchfelldialyse nur zu bestimmten Wochentagen (oft im Dialysezentrum oder einem Pflegeheim)

Kalium chemisches Element, das als Kaliumchlorid auch Bittersalz genannt wird und bei Muskel- und Nervenfunktionen eine Rolle spielt

Kalzimimetika Medikamente, die die Wirkung von Kalzium in der Nebenschilddrüse imitieren und damit die Funktion der Nebenschilddrüse herunterregeln

Kalzium chemisches Element, das im Blut zur Hälfte an Eiweiß gebunden ist. Der frei im Körper vorliegende Anteil muss exakt konstant gehalten werden, da Kalzium wichtige Funktionen für die Nerven und Muskeln hat

Kalziumantagonisten auch Kalziumkanalblocker: Medikamente, die den Einstrom von Kalzium in die Muskelzelle hemmen und damit den Blutdruck senken

kardiorenales Syndrom Erkrankung, bei dem Herz und Nieren gleichermaßen erkranken und Symptome einer Herzschwäche und Nierenschwäche gleichzeitig auftreten

Kolik sehr starke, bewegungsunabhängige Schmerzen

Kreatinin Stoffwechselprodukt, das im Muskel aus Kreatin gebildet und als harnpflichtige Substanz über die Nieren ausgeschieden wird

Kryoablation Verfahren, bei dem durch Kälte Tumorzellen abgetötet werden, z. B. in den Nieren

Lanthancarbonat Salz des Elements Lanthan, einer seltenen Erde, welches eine hohe Phosphatbindung aufweist

Leukozyten Sammelbezeichnung für weiße Blutkörperchen, die hauptsächlich in der Infektabwehr tätig sind, aber auch eine Rolle bei der Regulation des Immunsystems spielen

Limited Care Dialyse Sonderform der Dialyse, bei der routinemäßig zwar Pflegepersonal, aber kein Arzt oder Ärztin anwesend ist

Lungenödem Wassereinlagerung im Lungengewebe: führt zu schwerer, rasselnder Atmung

Lupusnephritis und Lupus erythematodes Autoimmunkrankheit mit Bildung von Antikörpern gegen Zellkernbestandteile mit Zerstörung der Niere und anderen inneren Organen Magnetresonanztomografie (MRT) mittels starker Magnetfelder hergestellte Bilder aus dem Körper, besonders für Weichteile geeignet, jedoch nicht so scharf wie bei einer Computertomografie

Melatonin Hormon aus dem Zwischenhirn, das den Schlafwachrhythmus steuert

membranoproliferative Glomerulonephritis Entzündung der Glomeruli meist im Rahmen viraler Infektionen oder Autoimmunreaktionen mit Verdickung der Basalmembran

membranöse Glomerulonephritis häufigste Entzündung der Glomeruli bei Erwachsenen, die mit einer starken Eiweißausscheidung im Urin einhergeht

mesangioproliferative Glomerulonephritis Entzündung des Stützapparates in den Glomeruli, meist mit Ablagerung von Immunglobulinen

metabolisches Syndrom Kombination aus Fettleibigkeit (Adipositas), Bluthochdruck (Hypertonie), Fettstoffwechselstörung und Insulinresistenz beziehungsweise Blutzuckerkrankheit (Diabetes)

Metastase Tochtergeschwulst eines Tumors

Mineralokortikosteroid-Rezeptor im Zellkern befindlicher Rezeptor, der in der Niere und im Dickdarm an der Kontrolle von Wasser und Salzen beteiligt ist

mittlerer arterieller Blutdruck (MAD) errechnet sich aus dem systolischen und diastolischen Blutdruck und stellt ein Maß für die Organdurchblutung dar

multiples Myelom bösartige Blutkrankheit, bei der vermehrt Teile von Antikörpern gebildet werden, die aber keine Rolle in der Infektabwehr spielen

MVZ medizinisches Versorgungszentrum, seit 2004 in Deutschland bestehende Einrichtungen in der ambulanten medizinischen Versorgung, in der angestellte Ärztinnen und Ärzte sowie Therapeutinnen und Therapeuten kassenärztliche Leistungen erbringen

Myoglobin Muskeleiweiß, welches über Eisenmoleküle Sauerstoff aufnehmen und abgeben kann

Nephrokalzinose Verkalkungen in den Nieren

Nephron Baueinheit der Nieren, bestehend aus Filter (siehe Glomerulus) und Tubulus (siehe dort)

nephrotisches Syndrom Ausscheidung von großen Mengen Eiweiß in den Urin und Veränderungen im Leberstoffwechsel mit Erhöhung von Cholesterin sowie Wassereinlagerungen im Gewebe durch Albuminmangel

Nierenarterienangiografie Darstellung der Nierenarterien mittels Röntgenkontrastmittel und Bildwandler bei einer Röntgendurchleuchtung

Nierenarterienstenose Verengung der Nierenarterie

Nierenbiopsie Gewebsentnahme unter sterilen Bedingungen aus den Nieren

Nierenfunktionsszintigrafie bildgebendes Verfahren zur Bestimmung der seitengetrennten Durchblutung und Abschätzung der seitengetrennten Nierenfunktion unter Verwendung radioaktiver Medikamente

Nierenrinde äußerer Bereich der Nieren (Cortex), in dem sich die Filtereinheiten befinden

Nierenzellkarzinom bösartiger Nierentumor, der von den Zellen des Tubulussystems ausgeht, auch als Hypernephrom bezeichnet

Nitrat Stickstoffverbindung, die Sauerstoff abgeben kann und als Dünger in der Landwirtschaft verwendet wird

Nitrit Stickstoffverbindung, die nach Abspaltung von Sauerstoff aus Nitrat entsteht. Nitrite sind giftig, da sie den Sauerstofftransport im Körper blockieren

Nukleinsäure Bausteine, aus denen unsere Erbinformationen bestehen

Obstipation Verstopfung: die erschwerte und verzögerte Stuhlentleerung durch den Darm

Opioide Sammelbegriff für natürliche und synthetische Substanzen, die morphinartig wirken

Parathormon Hormon aus der Nebenschilddrüse, welches den Kalzium- und Phosphathaushalt in den Nieren regelt

Pedometer Gerät zur Messung der Schrittzahl, heute meist als App fürs Mobiltelefon verfügbar

Peritonealdialyse Bauchfelldialyse, bei der das körpereigene Bauchfell als Filter zur Reinigung des Blutes dient

pH-Wert Maß für den sauren oder basischen Charakter einer wässrigen Lösung. Ein pH-Wert von sieben ist neutral, niedrigere Werte kennzeichnen den sauren, über sieben liegende Werte den basischen Bereich

Plasmapherese Behandlungsverfahren zur Entfernung von Plasmabestandteilen aus dem Blut

Pleuraerguss Wassereinlagerung zwischen Zwerchfell und Lungenfell im Brustkorb

Polyangiitis Entzündung mehrerer Gefäße unterschiedlicher Ursache

Polypharmakotherapie Kombination von unterschiedlichen medikamentösen Wirkstoffen (auch Multimedikation)

polyzystische Nierenerkrankung meist vererbte, manchmal auch spontan auftretende Zystenbildung in den Nieren, teils auch in der Leber und anderen Organen, mit zunehmendem Nierenfunktionsverlust

Primärharn die im Glomerulus filtrierte Flüssigkeit, bevor sie von den Nieren konzentriert wird

Proteinurie Eiweißausscheidung im Urin

Pulsdruck errechnet sich aus der Differenz von sytolischem und diastolischem Blutdruck als ein Maß für die Gefäßwandbelastung

Radiofrequenzablation örtliche Zerstörung von Gewebe mittels Hochfrequenzstrom, z. B. bei Tumoren

renaltubuläre Azidose Störung der Säureausscheidung über die Nieren

Renin niereneigener Botenstoff, der über eine Kaskade von weiteren Hormonen den Blutdruck erhöht

renokardiales Syndrom Nierenerkrankung, die eine zunehmende Herzschwäche verursacht

Restless Legs Syndrom Bewegungsstörung und Bewegungsdrang in den Beinen und Füßen, meist verbunden mit Missempfindungen

Rezeptor Molekül auf oder in einer Zelle, das bei Kontakt mit einer Schlüsselsubstanz ein Signal in der betreffenden Zelle auslöst

Sarkoidose Immunkrankheit, bei der es zu einer lokalen Überreaktion des Immunsystems mit Knötchenbildung von immunkompetenten Zellen kommt

Sartane auch Angiotensin 1-Rezeptorblocker oder Angiotensin-II-Rezeptor-Subtyp-1-Antagonisten: Gruppe von Medikamenten, die das Angiotensinsystem in der Blutdruckregulation hemmen und damit den Blutdruck senken

Schrumpfniere Verkleinerung der Nieren infolge von unterschiedlichen Krankheiten wie Bluthochdruck, Infektionen oder Entzündungen

SDS-PAGE spezielle Urinelektrophorese, mit der festgestellt werden kann, ob eine Nierenstörung im Filter oder im Tubulussystem vorliegt

Sekretionsmechanismus chemischer Transportmechanismus, bei dem eine Zelle unter Energieverbrauch einen Stoff von außerhalb in die Zelle hinein und wieder hinaus transportiert

SGLT2 Inhibitoren Medikamente, die den Natriumglukosetransporter in Tubuluszellen blockieren

Sichelzellenanämie vererbt bedingte Blutarmut durch fehlerhaftes Hämoglobin

Sjögrensyndrom chronisch verlaufende Autoimmunkrankheit mit Zerstörung von Drüsenzellen

Somatisierung psychische Konflikte führen zu organischen Erkrankungen

Sonografie mittels Ultraschall hergestellte Bilder aus dem Körper

Syndrom Zusammenfassung einzelner Krankheitszeichen (Symptome), die häufig zusammen auftreten

Systole Zeit, in der sich das Herz bei seiner Pumpleistung zusammenzieht und dabei den Spitzenblutdruck produziert

tuberöse Sklerose autosomaldominante Erbkrankheit mit Hautveränderungen, Hirntumoren, Angiomyolipomen und Zysten in den Nieren

tubulointerstitielle Nephritis Entzündung des Tubulussystems

Tubulus mikroskopisch kleines Röhrchen beziehungsweise Nierenkanälchen, das sich an den Nierenfilter (Glomerulus) anschließt und den Primärharn weiter zum Sammelrohr und in das Nierenbecken transportiert. Entlang dem Tubulus finden viele Stoffaustauschvorgänge und die Harnkonzentrierung statt

Tubulussystem Gesamtheit aller Nierenkanälchen einschließlich der komplexen biochemischen Transportmechanismen

Tumor Zellgeschwulst durch vermehrtes Zellwachstum, wobei gutartige und bösartige Tumoren unterschieden werden

Vaskulitis Gefäßentzündung

Vasopressin auch antidiuretisches Hormon (ADH), welches Wasserkanäle in den Nieren (Aquaporine) öffnet, um Wasser aus dem Harn ins Blut zurückzuholen

Zysten flüssigkeitsgefüllte Hohlräume, die nicht zur normalen Anatomie gehören

Bücher und Broschüren zum Weiterlesen

Medizinische Ratgeber zu verwandten Erkrankungen

P. Peschel: Ich helfe mir selbst – Bluthochdruck: Blutdruck zuverlässig senken. Richtig bewegen, ernähren und Stress abbauen. Das raten die Top-Experten. humboldt Verlag Hannover, 2020

A. Flemmer: Ich helfe mir selbst – Diabetes: Gesund essen – Blutzucker senken. Die besten Maßnahmen für zuhause. Süße Zuckeralternativen: Stevia & Co. humboldt Verlag, Hannover, 2018

I. Ottinger, M. Ronneberger, F. Schuch: Aktiv leben – trotz Rheuma: Mit der modernen Rheuma-Therapie Schmerzen lindern und Gelenkschäden stoppen. humboldt Verlag, Hannover, 2015

Ernährung

H. Heseker, B. Heseker: Die Nährwerttabelle. Deutsche Gesellschaft für Ernährung e.V. Umschau Zeitschriften Verlag, 7. Aufl. 2021/2022

Der kleine Souci, Fachmann, Kraut: Lebensmitteltabelle für die Praxis. Deutsche Forschungsanstalt für Lebensmittelchemie Freising (Hrsg.). Wissenschaftliche Verlagsgesellschaft Stuttgart, 5. Aufl. 2011

Sporttherapie

I. Fuhrmann: Anleitung zum Heimtraining für chronisch Nierenkranke. Deutsche Gesellschaft Rehabilitationssport für chronisch Nierenkranke e.V. (Hrsg). Dustri-Verlag Dr. Karl Feistle, München, 2. Aufl. 2017

I. Fuhrmann, S. Degenhardt, K. Anding-Rost, R. Krause: Strukturiertes Training während der Hämodialyse. Deutsche Gesellschaft Rehabilitationssport für chronisch Nierenkranke e.V. (Hrsg.) atp Verlag, Köln 2016

Psychologischer Ratgeber

S. Edelmann-Walt: Gut leben mit chronischer Niereninsuffizienz. Der Patientenbegleiter. Urban & Fischer, München 2007

Sozialmedizinischer Ratgeber

T. Knoche: Finanzielle Hilfen für Patienten mit Behinderung. Zuschüsse, Vergünstigungen, Steuervorteile, Sonderrechte am Arbeitsplatz. Walhalla & Praetoria Verlag, Regensburg, 9. Aufl., 2021

Adressen

Deutsche Gesellschaft für Nephrologie e.V.
Großbeerenstraße 89
10963 Berlin
E-Mail: gs@dgfn.eu
www.dgfn.eu

Deutsche Nierenstiftung
Grafenstraße 13
64283 Darmstadt
E-Mail: info@nierenstiftung.de
www.nierenstiftung.de

Bundesverband Niere e.V.
Essenheimer Straße 126
55128 Mainz
E-Mail: geschaeftsstelle@bnev.de
www.bundesverband-niere.de

Deutscher Hospiz- und Palliativ-Verband e. V.
Aachener Straße 5
10713 Berlin
E-Mail: info@dhpv.de
www.dhpv.de

Deutsche Gesellschaft Rehabilitationssport für chronisch Nierenkranke e.V.
Kamenzer Straße 51
01877 Bischofswerda
E-Mail: info@reni-online.de

Schwerpunktzentrum Diabetes, Nephrologie und Adipositas
MediClin Staufenburg Klinik
Burgunderstraße 24
77770 Durbach

Vamed Rehaklinik Damp
Abteilung Nephrologie
Seute-Deern-Ring 30
24351 Ostseebad Damp

Mediclin Reha-Zentrum Plau am See
Quetziner Straße 90
19395 Plau am See
E-Mail: info.plau-reha@mediclin.de

Rehabilitationsklinik für Nierenkrankheiten, Dialyse und Transplantation
Müritz Klinik
Am Seeblick 2
17192 Klink
E-Mail: info@mueritz-klinik.de

Priv.-Doz. Dr. med. habil. Norbert Braun
Haus- und Nierenpraxis Hamburg
Fischers Allee 60
22763 Hamburg
E-Mail: team.dr.braun@nierenpraxis-hamburg.de

Register

Danksagung

Ein Gesundheitsratgeber über die chronische Niereninsuffizienz durch alle Stadien und mit all den Therapiemöglichkeiten wäre nicht ohne Unterstützung möglich.

An dieser Stelle möchte ich mich stellvertretend für Ausbildung und Erfahrungsaustausch bei meinen Lehrern Drs. Ackrill, Venning, Beaman, MacDiarmaid-Gordon (UK) und Prof. Risler (Tübingen) bedanken.

Zahlreiche Anregungen erhielte ich aus der täglichen Praxis von den nephrologischen Fachpflegekräften, hier stellvertretend Herr Maile (Tübingen), Sr. Dörte (Schwerin), Sr. Anne-Katrin (Waren), und natürlich meinen derzeitigen Mitarbeiterinnen Sr. Antje und Sr. Jane.

Das Transplantationsvideo entstand gemeinsam mit Prof. R. Viebahn (Bochum). Für die Umsetzung der Bewegungs- und Sporttherapievideos danke ich Marga Boden (Vorturnerin), Gudrun Matthei (Sprecherin) und Tobias Ackermann (Video).

Zuletzt gilt mein Dank besonders den Patientinnen und Patienten, die diesen Ratgeber mit Interviews, ihren Ideen und ihrer Kritik mitgestaltet haben.

Sanft gegen Bluthochdruck

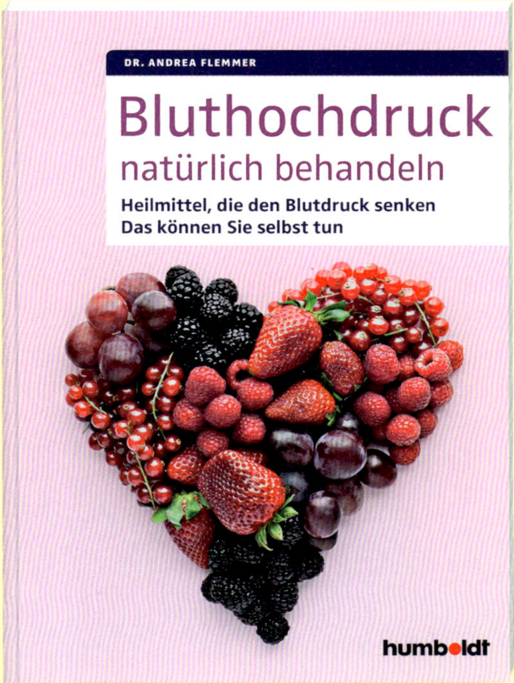

- Alle wirkungsvollen Maßnahmen zur Blutdrucksenkung in einem Buch
- Alltagstaugliche, unterstützende und motivierende Maßnahmen zur Selbstbehandlung
- 16 Rezepte für den optimalen Blutdruck

Stand 2022. Änderungen vorbehalten.

Dr. Andrea Flemmer

Bluthochdruck natürlich behandeln

144 Seiten, Softcover
15,5 x 21,0 cm
ISBN 978-3-8426-3067-3
€ 19,99 (D) / € 20,60 (A)

Der Ratgeber ist auch als eBook erhältlich.

humboldt
...bringt es auf den Punkt.

Endlich wieder erholsam schlafen!

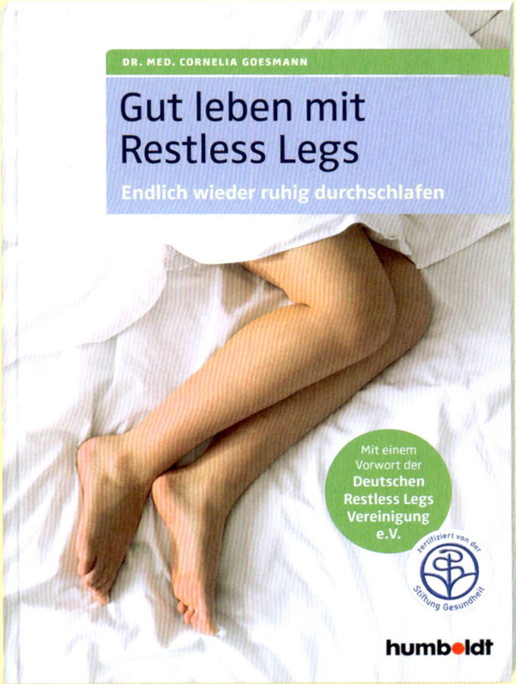

- Alle Maßnahmen, die bei Restless Legs helfen, in einem Ratgeber
- Wichtige Informationen für das erfolgreiche Arztgespräch und den Umgang mit RLS im Alltag
- Die Autorin ist selbst vom RLS-Syndrom betroffen und hat als Ärztin bis heute viele hundert Patienten mit Restless Legs behandelt
- Der Ratgeber wurde von der Stiftung Gesundheit zertifiziert

Stand 2022. Änderungen vorbehalten.

Cornelia Goesmann

Gut leben mit Restless Legs

136 Seiten, Softcover
15,5 x 21,0 cm
ISBN 978-3-86910-449-2
€ 19,99 (D) / € 20,60 (A)

Der Ratgeber ist auch als eBook erhältlich.

humboldt
...bringt es auf den Punkt.

Bibliografische Information der Deutschen Nationalbibliothek
Die Deutsche Nationalbibliothek verzeichnet diese Publikation in der deutschen Nationalbibliografie; detaillierte bibliografische Daten sind im Internet über http://dnb.ddb.de/ abrufbar.

ISBN 978-3-8426-3088-8 (Print)
ISBN 978-3-8426-3089-5 (PDF)
ISBN 978-3-8426-3090-1 (EPUB)

Abbildungen:
Titelmotiv: Shutterstock / Winner Creative
Fotos: N. Braun
H. Maack-Schümann: Zeichnungen 8/9, 24/25, 56/57, 98/99, 126/127
stock.adobe.com: reineg: 11, 12; alkov: 13; designua: 19; Idey, reineg: 21; blende11.photo: 123
iStockphoto: Jakovo: 103

Originalausgabe

Die Ratgebermarke der Schlüterschen Fachmedien GmbH
Hans-Böckler-Allee 7, 30173 Hannover
www.humboldt.de
www.schluetersche.de

Lektorat: Pepe Peschel, pepe die redaktion für gesundheit & medizin, München
Layout: Groothuis, Lohfert, Consorten, Hamburg
Covergestaltung: Zero, München
Satz: Die Feder, Konzeption vor dem Druck GmbH, Wetzlar
Druck und Bindung: Gutenberg Beuys Feindruckerei GmbH, Langenhagen